Karl-Heinz Dolinschek · Dr. med. Hartmut Baltin

# Maca –
# Die heilige Pflanze der Inkas

Liebe · Leistung · Lebenskraft

Karl-Heinz Dolinschek
Dr. med. Hartmut Baltin

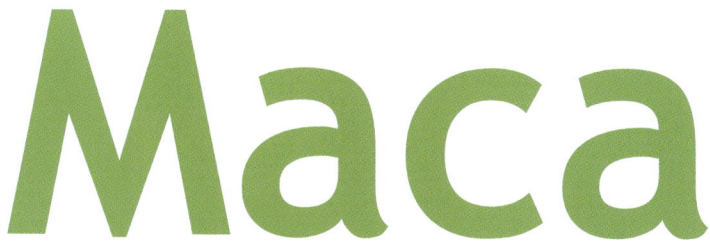

# Maca

## Die heilige Pflanze der Inkas

Liebe ▪ Leistung ▪ Lebenskraft

VERLAGSHAUS DER ÄRZTE

**Abbildungsverzeichnis:**

Photo Disc: S. 32, 39
Photo Alto: S. 33
Pixelio: S. 60
Waldhäusl: S. 27

Alle übrigen Bilder sind vom Autor.

© Verlagshaus der Ärzte GmbH, Nibelungengasse 13, A-1010 Wien

Wien, 1. Auflage 2009

ISBN 978-3-902552-48-8

Umschlag & Satz: malanda-Buchdesign, Andrea Malek, 8010 Graz
Projektbetreuung: Mag. Michael Hlatky
Druck & Bindung: freiburger graphische betriebe
Printed in Germany

**www.aerzteverlagshaus.at**

# Inhaltsverzeichnis

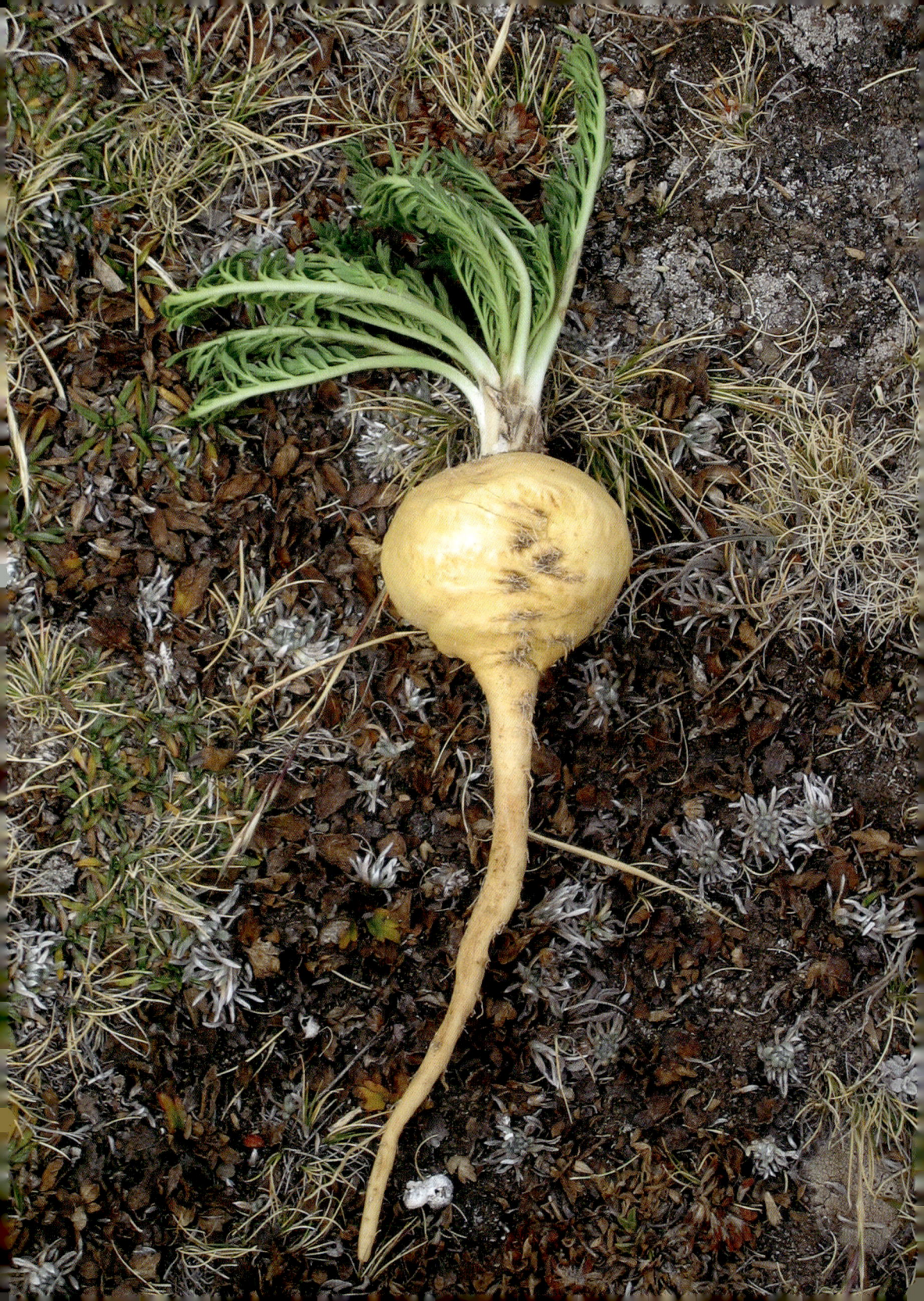

*Kapitel 1*

# Wertvoller als Gold

Gold – das war das Metall, das die Conquistadores, die spanischen Eroberer Südamerikas, im ersten Drittel des 16. Jahrhunderts heiß begehrten. Damit konnten sie ihren König besänftigen und nach der Rückkehr ins Heimatland Ruhm erlangen. Viele waren besessen von der Suche nach Gold, dafür waren sie bereit, alles zu riskieren und vieles zu opfern. Auch und vor allem das Leben der Indios.

Und doch gab es für die Spanier etwas, das für sie noch wertvoller war als das Edelmetall: Maca, eine kleine Knolle, zehn bis maximal 15 Zentimeter im Durchmesser. Und das kam so: Bald nach der Eroberung des Gebiets des heutigen Peru, die mit der Gründung des Vizekönigreichs von Lima 1543 abgeschlossen war, erkannten die Spanier, dass sie sich im Hochland der Anden in etwa 4000 Metern körperlich unwohl fühlten. Noch dramatischer aber war, dass ihre Pferde an Kraft verloren, da in dieser Höhe kein Weideland vorhanden war. Zudem wollten sich die Tiere auch nicht fortpflanzen. Im Gegensatz dazu stand die Beobachtung der Eroberer, dass „die Einheimischen kräftig und deren Babys wohlgenährt sind". Beinahe wären die Spanier gezwungen gewesen, das eroberte Land wieder zu verlassen. Die Indianer empfahlen daraufhin ihren neuen Herren das an Vitaminen und Proteinen überreiche Maca. Die Soldaten sollten es mit der Nahrung zu sich nehmen,

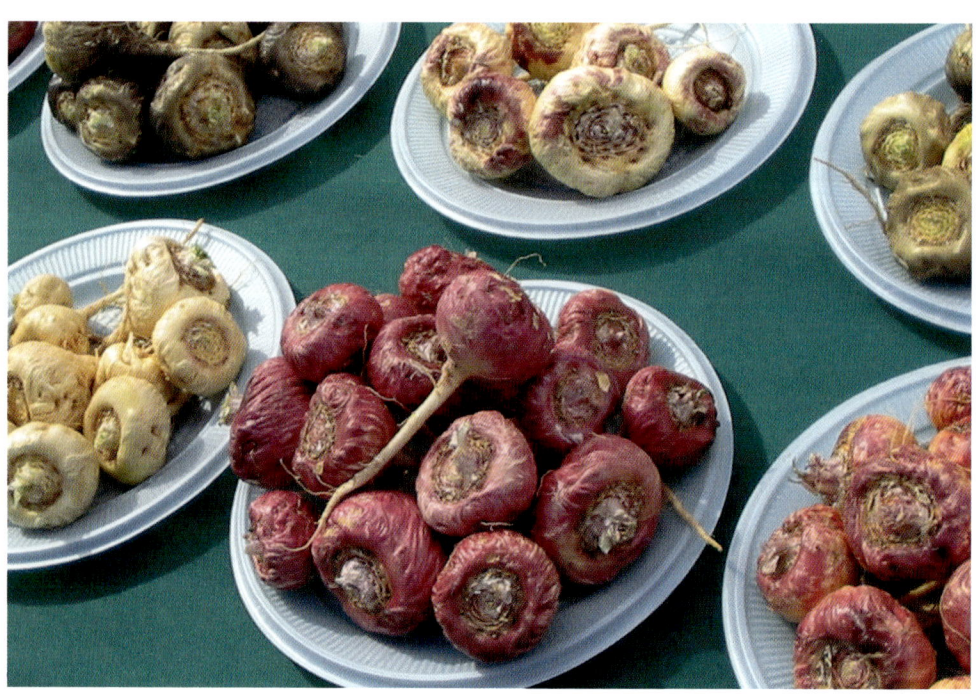

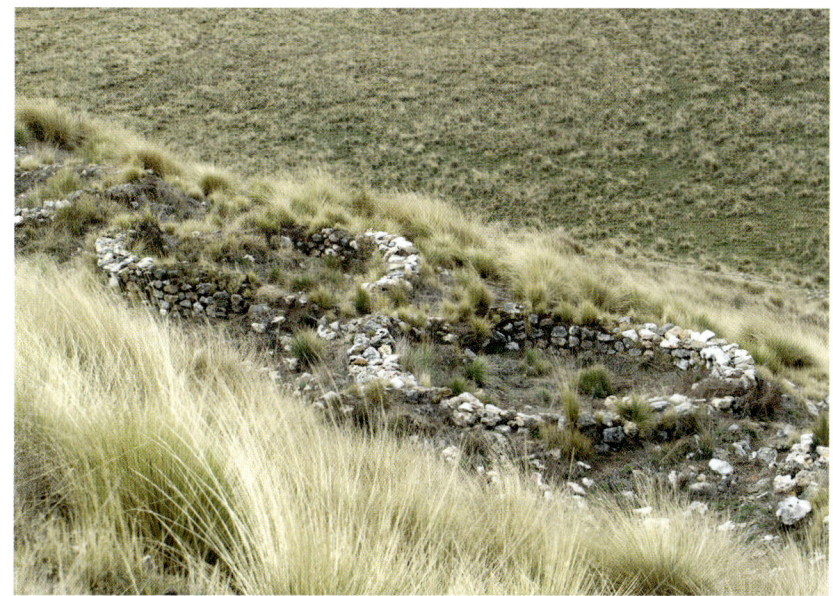

*Alte Ernte-speicher*

den Tieren sollte es gefüttert werden. Der Erfolg stellte sich rasch ein und war so durchschlagend, dass die Spanier von den Indianern verlangten, ihre Steuern nicht – wie üblich – in Gold, sondern mit Maca zu bezahlen.

Der Encomendero Juan Tello de Soto Mayor war mit der Frucht so glücklich, dass diese in einem spanischen Schriftstück von 1549 als die einzige Ware aufgelistet wurde, welche die Eroberer von der einheimischen Bevölkerung übernommen hatten. Für alles andere, was von den Indios kam, hatten die Spanier nur die Verachtung der Herrscher über die Beherrschten übrig. Aber Maca, so verlangte es Pedro Gasco del Consejo, Gesandter der spanischen Krone und der Inquisition und Anwalt des Encomendero, hätten die Unterworfenen abzuliefern: „Jedes Jahr müsst ihr 300 Ladungen Maca (Anmerkung: das sind geschätzte 15 Tonnen) und 100 Ladungen Kartoffeln Tribut zahlen."

Maca ist eine Pflanze, die von den Indios heute noch verzehrt wird, um ihre Ausdauer in der Höhe der Anden zu stärken, in der es zu Mittag sehr heiß, in der Nacht aber sehr frostig sein kann. Der Historiker Luis E. Valcarcel beschreibt 1945 in seiner Arbeit „Kulturelle Wege durch Peru" diesen Menschentyp: „Der Kampf gegen härteste Umweltbedingungen, eisige Winde, unfruchtbare Böden, die Stille der Landschaft, das Arbeiten unter Regen und Schlamm, unter brennender Sonne, hat Titanen hervorgebracht, mit schweren Knochen, breitem Brustkorb und kantigem Gesicht."

9

Für die Indios ist Maca ein uraltes Nahrungs- und auch Heilmittel: Schon aus der Präinkakultur sind Umzäunungen in verschiedenen Größen und in viereckiger Form mit besonderen Bewässerungssystemen bekannt. Diese künstlichen Gärten, die aus Steinmauern und einer Isolierung aus Erde und Stroh errichtet wurden, bildeten ein Mikroklima, das günstig war, um verschiedene Pflanzen, darunter auch Maca, zu kultivieren. Wann dies der Fall war, ist wissenschaftlich sehr umstritten. Gesichert ist aber, dass Maca bereits um 1600 vor Christus in der Hochebene der zentralperuanischen Anden kultiviert wurde, war es doch jene Pflanze mit dem höchsten Nährwert. Verabreicht wurde sie zur allgemeinen körperlichen Kräftigung, aber auch als Aphrodisiakum. Daher stammt auch die Bezeichnung „Peruanisches Ginseng" – freilich: die Knolle ist mit Ginseng überhaupt nicht verwandt.

Wertvoll war Maca den Hochlandindios, weil sie es gegen Bohnen, Mais, Getreide oder Zucker aus der Ebene tauschen konnten. Wertvoll war die Knolle aber auch für die Tieflandbewohner, konnte sie doch bis zu sieben Jahre gelagert werden.

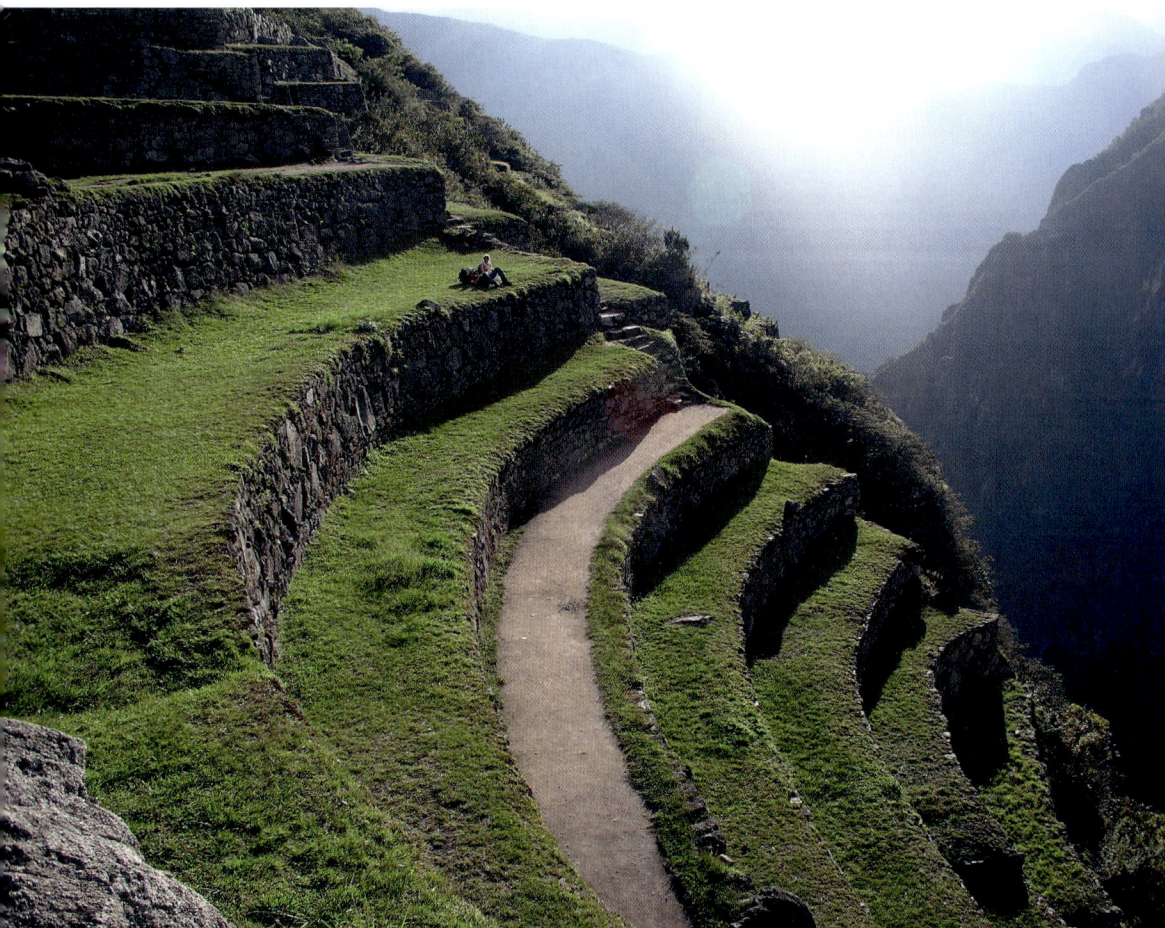

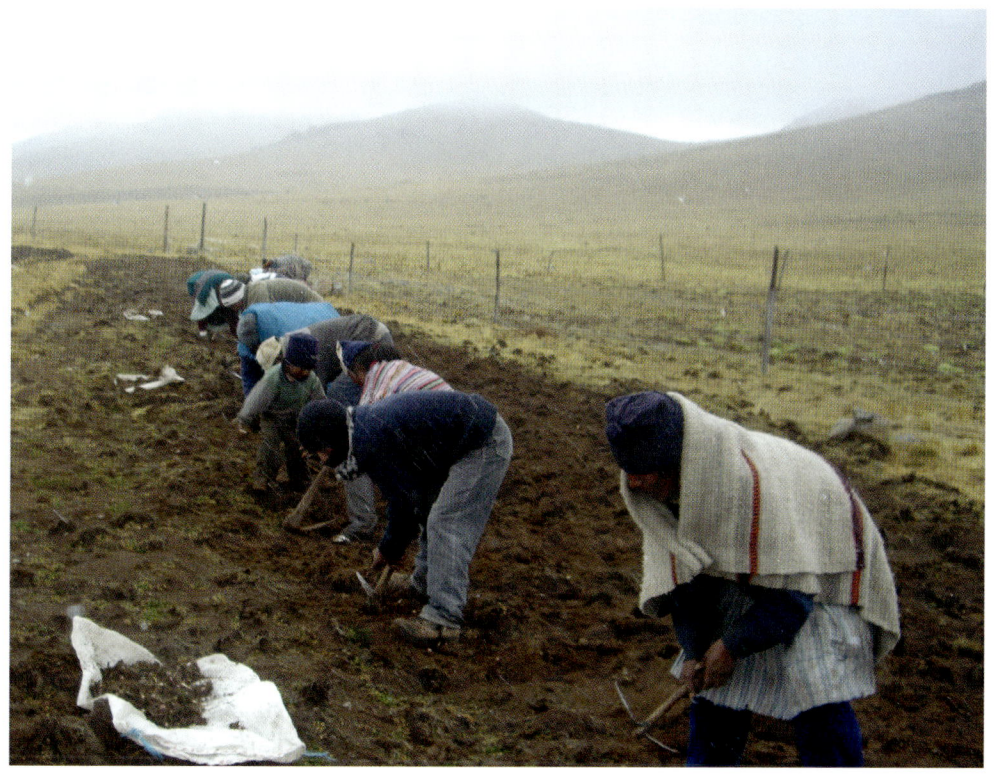

Damals wie heute gibt es zwei Zubereitungsarten: Frisch wird Maca – wie bei uns die Kartoffeln – in heißer Asche oder auf heißen, mit Erde bedeckten Steinen, geröstet. Getrocknete Knollen werden über Nacht in Wasser eingelegt und dann in Milch unter Beigabe von frischen Früchten oder Honig zu Brei verkocht. Auch „Maca Chicha", ein vergorenes Getränk, Maca-Likör, Nektar, Pudding, Tee, Marmelade und Süßigkeiten und Mehl zum Backen von Brot, werden aus der Knolle hergestellt.

Die Pflanze sollte sogar die Götter erfreuen, denen sie von den gläubigen Südamerikanern geopfert wurde. Denn die Götter seien es, so sagten die Indios, die die Pflanze in der außergewöhnlich unwirtlichen Höhe von bis zu 4300 Metern, wo sonst kaum noch etwas gedeiht, wachsen lassen. Und so wurde dem Gott der Nahrung am Berg Raco in Junin von den Indios neben Kartoffeln, die zu den sehr frühen Kulturpflanzen der Region zählen, auch Maca dargebracht. Der Beweis, dass der Himmel das Opfer wohlgefällig angenommen hatte, zeigte sich für die Gläubigen daran, dass Maca im nächsten Jahr aufs Neue wuchs.

Auch um den Göttern nahe zu sein, verwendete man Maca, das man zu einem halluzinogenen Getränk mischte, das bei religiösen Festen getrunken wurde. Aber nicht nur zur gesteigerten Kultfähigkeit, auch vor kriegerischen Kämpfen wurde es verzehrt: Kriegern verlieh es Ausdauer und Widerstands-

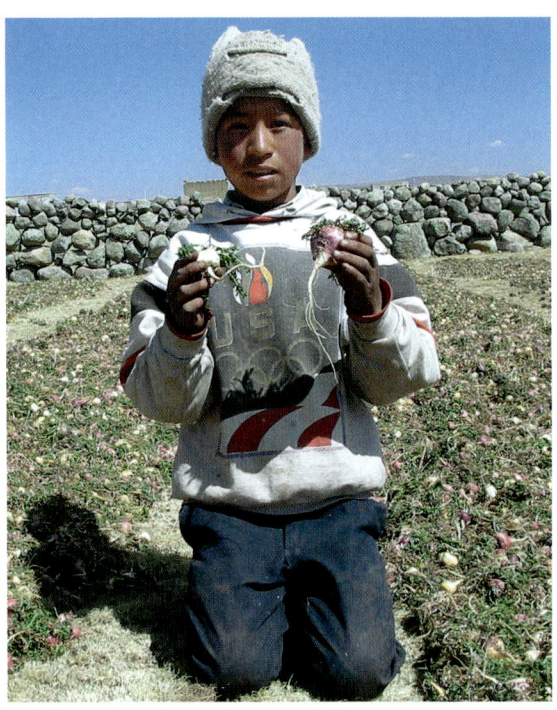

fähigkeit. Wenn allerdings eine Stadt erobert war, durften es die Soldaten nicht mehr zu sich nehmen: Zu sehr befürchtete man, die Männer könnten ihre angestachelte Manneskraft nicht beherrschen.

Mit dem Einzug der Moderne ging das Wissen um die Pflanze verloren, neue Nahrungsmittel schienen sie überflüssig gemacht zu haben. In den 70er Jahren des letzten Jahrhunderts gab es in ganz Peru nur mehr knapp 50 Hektar Anbaufläche. „Als ich das erste Mal 1960 nach Huancayo kam, war Maca in der Stadt kaum mehr bekannt und auf den sonntäglichen Bauernmärkten nicht mehr zu finden", schreibt Gloria Chacón de Popovici, die Maca eingehend wissenschaftlich erforscht hat. Durch ihre Forschungen, in denen sie die ansteigende Fruchtbarkeit durch die Einnahme von Maca erst bei Ratten, später beim Menschen nachweisen konnte, wurde das Interesse an der Pflanze neu geweckt.

Einen richtigen „Hype" hat die Pflanze im Internet ausgelöst, wo die wissenschaftlich nachgewiesenen Wirkungen meist wenig dargestellt werden. Dafür wird umso stärker auf den Aspekt der Erfüllung von Kinderwünschen und die sexuelle Kräftigung bei Männern und Frauen verwiesen. Mittlerweile ist die Pflanze sogar so begehrt, dass ein US-Unternehmen versucht hat, ein Patent darauf durchzusetzen und es so der Verwendung und Vermarktung der indianischen Bevölkerung zu entziehen.

Seitdem weltweit die Nachfrage steigt, bauen die Bauern im Hochland von Peru um Junin wieder vermehrt Maca an. Etwa 2500 Hektar sind es mittlerweile – Tendenz steigend. Die Hochlandbauern sichern sich und ihren Kindern damit das finanzielle Überleben in der unwirtlichen und an landwirtschaftlichen Alternativen armen Gegend.

# Auf höchster Ebene

Es war eine äußerst mühsame Entdeckungsreise. Seit Tagen waren die beiden Harvard-Studenten Calvin Sperling und Steven King vom Amazonas-Tiefland her schon unterwegs. Zuerst per Zug, dann per Bus und schließlich auf der offenen Ladefläche eines klapprigen Lkw auf staubiger Straße. Der Fahrer setzte sie an irgendeiner Kurve mit dem Hinweis ab: „Folgt dem Pfad und in ein paar Stunden seid ihr in Ninacaca."

Ganz so einfach war das freilich nicht, denn Sperling und King befanden sich mittlerweile in einer Höhe von über 4000 Metern in der Region Junin, 200 Kilometer östlich von der am Pazifik gelegenen peruanischen Hauptstadt Lima. Vorsichtshalber hatten sie es den Einheimischen gleichgetan und ihre Wangen mit Koka-Blättern vollgestopft, die sie langsam kauten, um der gefürchteten „Soroche", der Höhenkrankheit, vorzubeugen. Und dennoch gelangten die beiden an ihre körperlichen Grenzen. Nach mehreren Pausen in den Hütten von Indios, die ihnen kräftigenden Koka-Tee kredenzten, schafften es die beiden, nach einigen Stunden doch noch ans Ziel zu gelangen: In das Dorf Ninacaca, wo sie nach einer Pflanze suchten, die von den Quechua sprechenden Einheimischen als „Maca" bezeichnet wird.

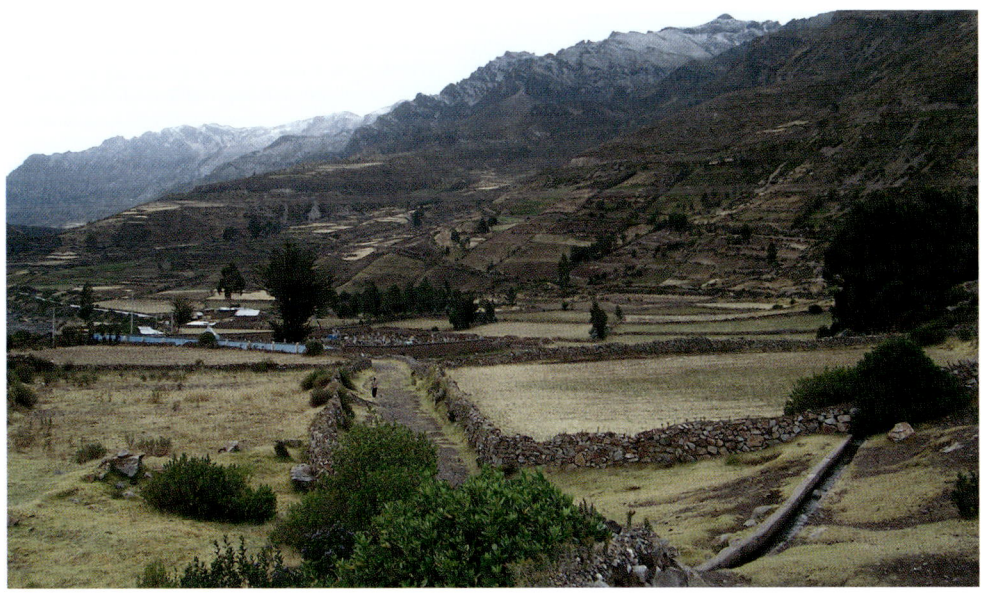

In der vegetativ kargen Zone der Puna, in einer Höhe von 4000 bis 4500 Metern, wo Stürme so heftig wehen, dass sie einen Reiter vom Pferd zu werfen vermögen, wo Fröste bis minus 25 Grad Celsius vorkommen, wo andererseits aber das Sonnenlicht und somit die UV-Bestrahlung sehr intensiv ist – in diesem unwirtlichen Land, wo sonst gerade noch Bitterkartoffel und alpines Gras gedeihen, sollte auf felsigem Boden eine Pflanze wachsen, die in der peruanischen Kräutermedizin die Hauptrolle spielt: Maca.

Die Knolle wird hoch geschätzt, weil sie die physische Widerstandskraft erhöht, weil sie geistige Anspannung löst und Zuständen der Erschöpfung entgegenwirkt. Weil sie als „Energie-Booster" bekannt ist und sowohl bei Frauen als auch Männern sexuell anregend wirkt.

Der Botaniker Dr. Qun Yi Zheng, der das Gewächs umfassend erforscht hat, behauptet von Maca: „Dass diese Pflanze bei durchschnittlichen Tiefstwerten von – 1,5 Grad Celsius und durchschnittlichen Höchstwerten von 12 Grad Celsius bei einer Luftfeuchtigkeit im Jahresschnitt von etwa 70 Prozent und noch dazu auf sauren, sedimentreichen Kalkböden gedeiht, ist allein ihrem starken Selbstverteidigungsmechanismus zuzuschreiben." Tatsächlich weist Maca einen der höchsten Frosttoleranzwerte unter allen Kulturpflanzen auf.

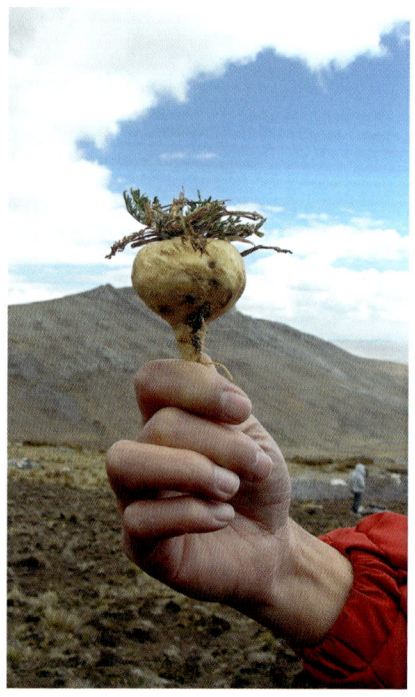

Sperling und King hatten Glück: In dem Dorf trafen sie auf einen Bauern namens Lucio Sulfo Cordova Tello. Er erzählte ihnen vieles von der Pflanze. „Maca hat krause Blätter, die sternförmig angeordnet sind und sich wie ein Geflecht über den Boden ziehen. Diese werden als Frischgemüse verzehrt. Wirtschaftlich bedeutsam ist aber die Knolle, die bei einer Größe von etwa 10–12 Zentimetern geerntet wird. Sie kann schwarz oder rot sein, aber auch alle Rot-, Braun-, Gelb-Färbungen bis hin zu einem schmutzigen Weiß sind bekannt". Er selbst bevorzuge die gelben Knollen, weil diese am süßesten seien.

Gepflanzt werden sie zu Beginn der Regenperiode von September bis November, berichtet Lucio Solfo Cordova Tello: „Der genaue Zeitpunkt hängt auch von den Mondphasen ab, auf jeden Fall ist es aber eine Arbeit, die sehr früh am Morgen verrichtet wird, damit der Wind nicht die Samen verweht. Manche treiben dann ein paar Schafe über

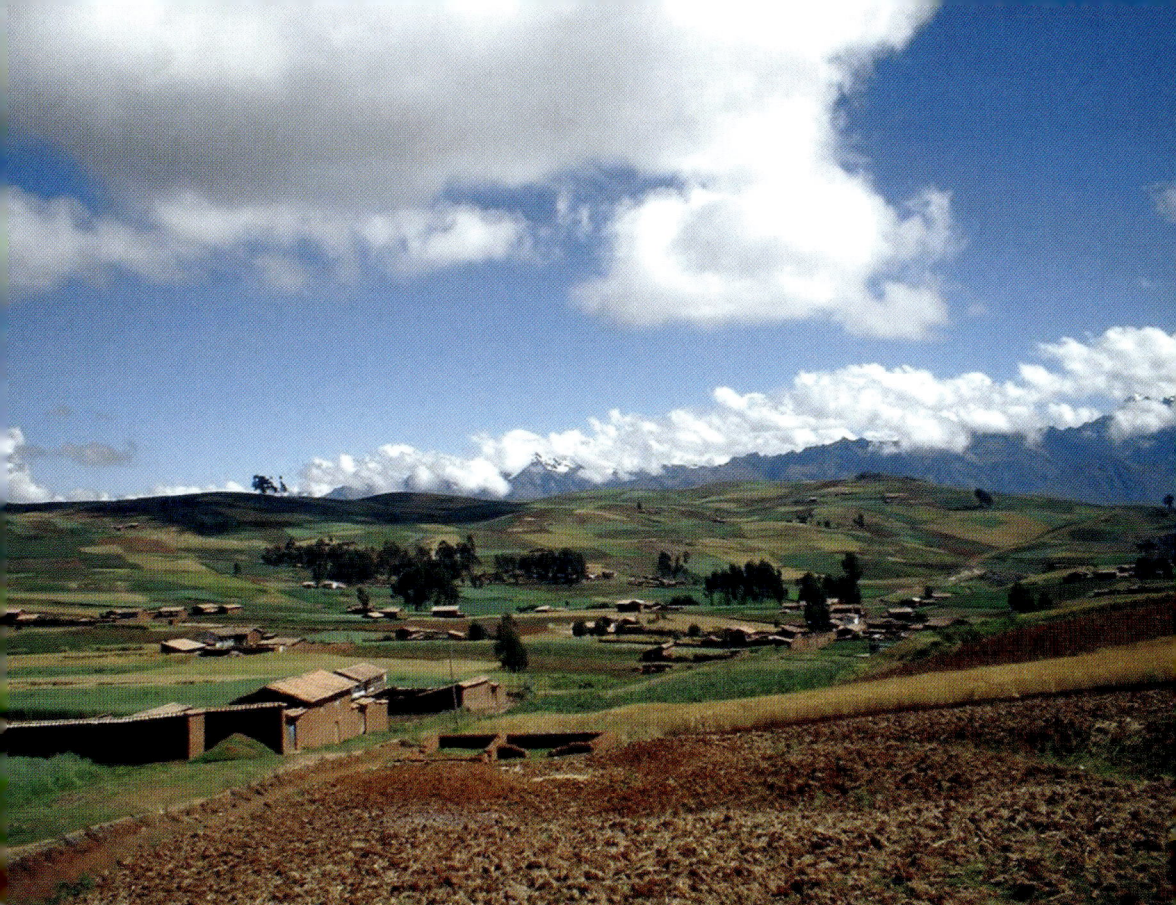

das neu angelegte Feld, damit diese mit ihren Hufen die Samen in die Erde eintreten. Andere säen nicht nur Maca, sondern in jede zweite Zeile auch Kartoffeln, da Maca deren Schädlingsbefall verhindert. Nach zwei Monaten werden die Zeilen dann ausgedünnt, um die verbleibenden Knollen gleichmäßig kräftig wachsen zu lassen."

Zwei, manchmal drei Jahre wird ein Acker bestellt, dann wird ein Fruchtwechsel vorgenommen. Vermutlich entzieht Maca dem Boden zu viel an Nährstoffen, vor allem Nitrogen. Erst nach zehn Jahren hat sich der Boden so weit erholt, um neuerlich damit bepflanzt zu werden.

Geerntet wird etwa acht Monate nach der Aussaat im Mai und Juni. „Wir arbeiten alles mit der Hand, und zwar mit einer speziell geformten Haue, die wir Cashu nennen. Damit graben wir Pflanze um Pflanze aus. Mit der Cashu gelingt es, die Knolle unverletzt aus dem Boden zu holen."

Erträge von mehr als zehn Tonnen pro Hektar, die Blätter mitgerechnet, sind möglich. Für die Kleinbauern ein freilich höchst theoretischer Wert, denn kaum jemand hat ein Feld, das größer ist als 500 Quadratmeter.

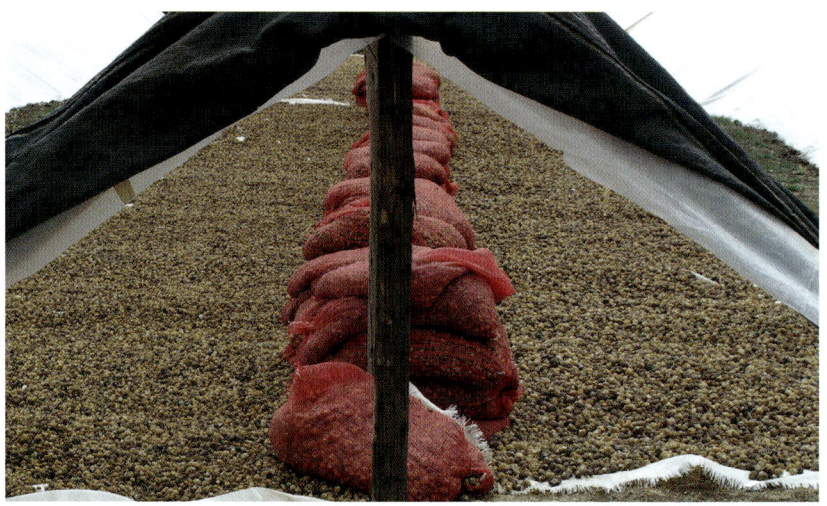

„Nach der Ernte werden die Knollen zwischen zwei und zehn Wochen – je nach Witterung – an der Sonne getrocknet. In der Nacht decken wir sie ab, um sie vor Feuchtigkeit und Frösten zu schützen", erklärt Lucio Sulfo Cordova Tello. So verliert Maca schließlich drei Viertel seines Gewichts, von ihren pharmazeutisch relevanten Wirkstoffen büßt die Knolle allerdings nur wenig ein.

Einige Stunden saßen Calvin Sperling und Steven King bei so mancher Tasse Tee bei dem Bauern. Inzwischen war es später Nachmittag geworden und einige Kinder, die draußen auf den Feldern gearbeitet hatten, kehrten nach Hause zurück. Auf die Frage, wie viele Kinder er denn gezeugt habe, sagte der Altbauer nicht ohne Stolz: „Zwölf!"

„Das scheint uns ein ziemlich guter Beleg für die Potenz zu sein, die in Maca steckt", kommentierte King in seinen Erinnerungen. Er selbst war von dieser ersten Begegnung mit der unscheinbaren Knolle so beeindruckt, dass er ihr in Harvard sogar seine Dissertation gewidmet hat.

Maca ist aber nicht nur wegen der Nachfrage am internationalen Markt und somit wegen des finanziell lukrativen Exporterlöses für Peru eine bedeutende Pflanze, sondern auch als rascher Energielieferant für die Einheimischen. In einem Land, in dem ein Drittel der Menschen unter jenen medizinischen Durchschnittswerten liegt, nach denen die UNO weltweit den „gesunden Menschen" definiert, hat die Welternährungsorganisation der Vereinten Nationen 1991 den dringenden Appell an Peru gerichtet, die Menschen mögen mehr Maca konsumieren, um so bestehende Ernährungsdefizite auszugleichen.

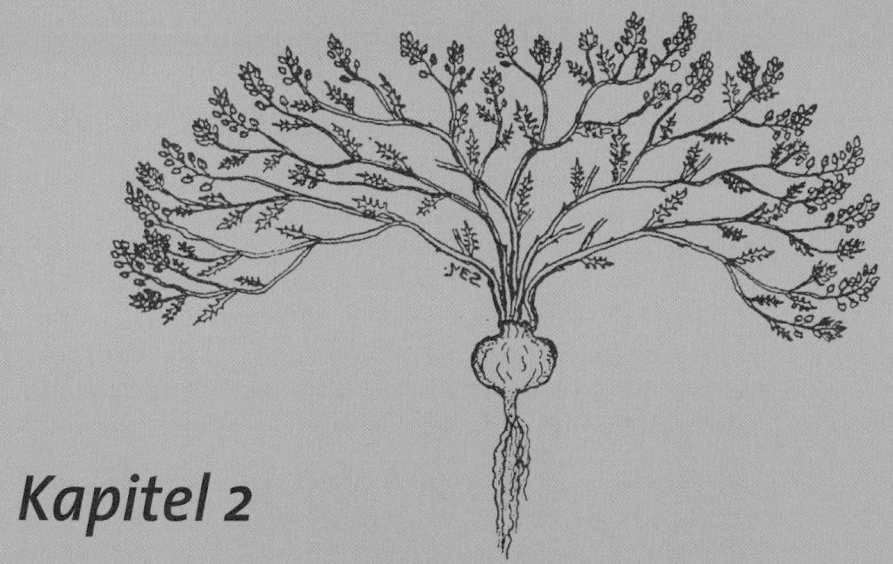

# Kapitel 2

# In Form einer Rosette

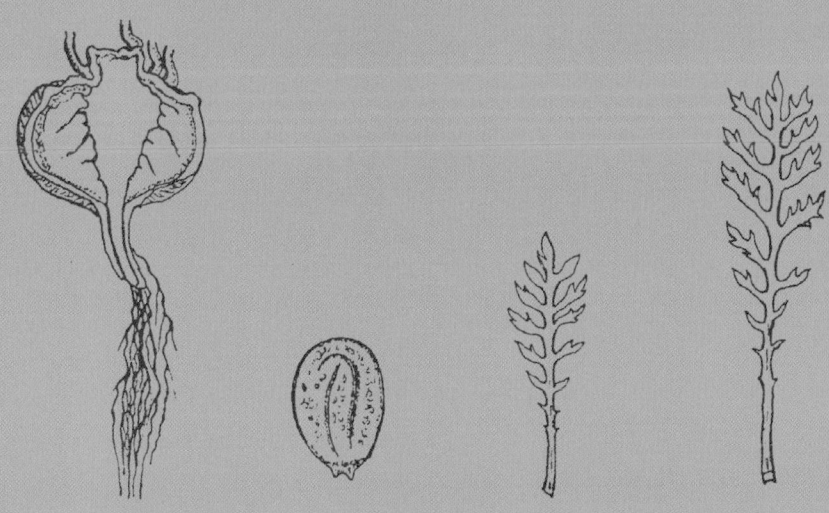

Die Pflanze wird etwa 20 Zentimeter hoch, hat eine Hauptwurzel sowie sekundäre Knollenwurzeln. Der oberirdische Teil der Pflanze bildet mit ihren krausen, stark zerklüfteten Blättern die Form einer Rosette, die sich bei geringem Höhenwachstum über den Boden erstreckt. Diese Blätter werden frisch als Gemüse genossen.

Die Wurzelknollen mit Färbungen von Weiß bis Schwarz, wobei Gelb die häufigste Farbe ist, können einen Durchmesser von bis zu 15 Zentimetern haben. Diese Knollen können frisch verzehrt oder durch Trocknung haltbar gemacht und zu Pulver verrieben eingenommen werden.

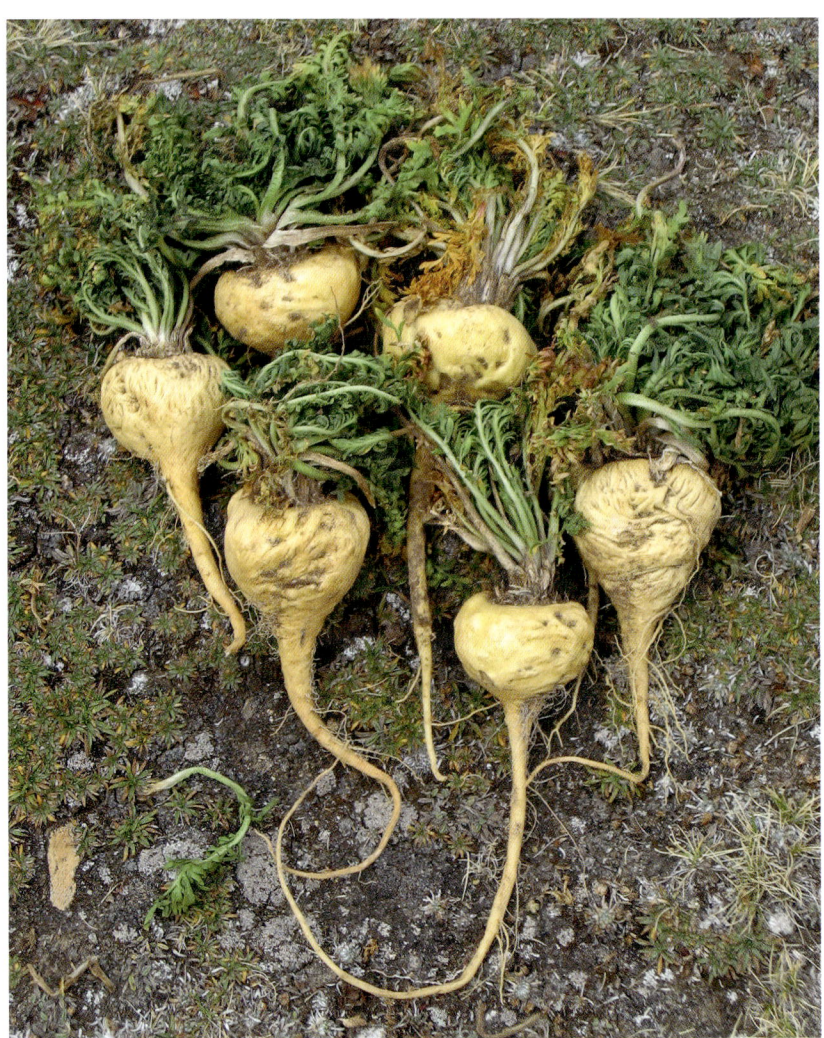

# Zwei nahe Verwandte mit ähnlichen Namen

Maca hat zwei wissenschaftliche Bezeichnungen, die in der Literatur auch parallel verwendet werden, nämlich Lepidium peruvianum Chacón und Lepidium meyenii Walpers. Das ist ein höchst ungewöhnlicher Fall. Der Hintergrund: Es war der deutsche Botaniker Gerhard Walpers, der 1843 nach Bolivien und Chile reiste, um Pflanzen zu systematisieren. Nachdem er der Erste war, der eine wissenschaftliche Zuteilung der von den Indios als „Maca" bezeichneten Pflanze vorgenommen hatte, hängte er an den lateinischen Gattungsbegriff seinen Familiennamen an. Das ist in der botanischen Namensgebung durchaus üblich.

Es war Anfang der 60er Jahre des letzten Jahrhunderts, also 120 Jahre nach Gerhard Walpers, als die peruanische Biologin Gloria Chacón de Popovici ebenfalls auf diese Pflanze aufmerksam wurde. Sie verfasste zunächst an der Universität von San Marcos in Lima ihre Dissertation darüber – bis heute d i e bahnbrechende Arbeit zu der Knolle. Jahrzehnte weiterer Forschungstätigkeit folgten, in denen sie die Pflanzeninhaltsstoffe analysierte und dabei zu der Erkenntnis gelangte: Jene Pflanze, die Walpers in Chile und Bolivien klassifiziert hatte, unterschied sich grundlegend von der peruanischen Gattung in Bezug auf die Vermehrung, vor allem aber in Bezug auf die Wirkung. Die „Verwandten" aus den Nachbarländern erzielten bei weitem nicht jene medizinische Wirkung wie die peruanische Art. Die junge Wissenschaftlerin hatte also eine neue Spezies entdeckt – sie gab ihr den Namen *Lepidium peruvianum Chacón*. Diese Bezeichnung wird in Europa und den USA als die wissenschaftliche Bezeichnung für eine neue Art verwendet, nur in ihrem Heimatland Peru ist Gloria Chacón die Anerkennung bislang weitgehend versagt geblieben. Dort verwendet man immer noch den überkommenen Terminus *Lepidium meyenii Walpers*.

Trotz Divergenzen bei der wissenschaftlichen Bezeichnung ist in der gesamten wissenschaftlichen Welt – auch in Peru – Gloria Chacóns führende Rolle als Erforscherin von Maca unbestritten. Die Ergebnisse ihrer vier Jahrzehnte dauernden Tätigkeit, die Entwicklung der Pflanze seit ihrem ersten Auftauchen vor 10.000 Jahren, deren Kultivierung durch den Menschen vor 3500 Jahren, aber auch deren gegenwärtige Nutzung, hat sie in einem 1997 in Lima verlegten Buch zusammengefasst: „La importancia de Lepidium peruvianum Chacón (Maca) en la alimentacion y salud del ser humano y animal. 2,000 ados antes y despues de cristo y en el siglo." Es liegt auch in einer englischen Übersetzung vor: „Maca (Lepidium peruvianum Chacón). Millenarian peruvian food, with highly nutritional and medicinal properties (Lima, 2001)."

In dieser Publikation beschreibt Chacón ihre wissenschaftlich bahnbrechende Arbeit: „Ich habe vier Inhaltsstoffe (Alkaloide) aus der Wurzel isoliert und diese männlichen und weiblichen  Ratten zugeführt. Im Vergleich zu anderen Tieren, die kein Maca bekommen haben, konnte ich bei den männlichen Tieren eine signifikant höhere Spermien-Produktion nachweisen."

In weiteren Untersuchungen belegte die Wissenschaftlerin, dass Maca auch ein „wunderbarer  natürlicher Energiespender für Körper und Geist ist". Diese wissenschaftlichen Erkenntnisse belegen, dass Maca deutlich mehr ist als nur ein „peruanisches Viagra".

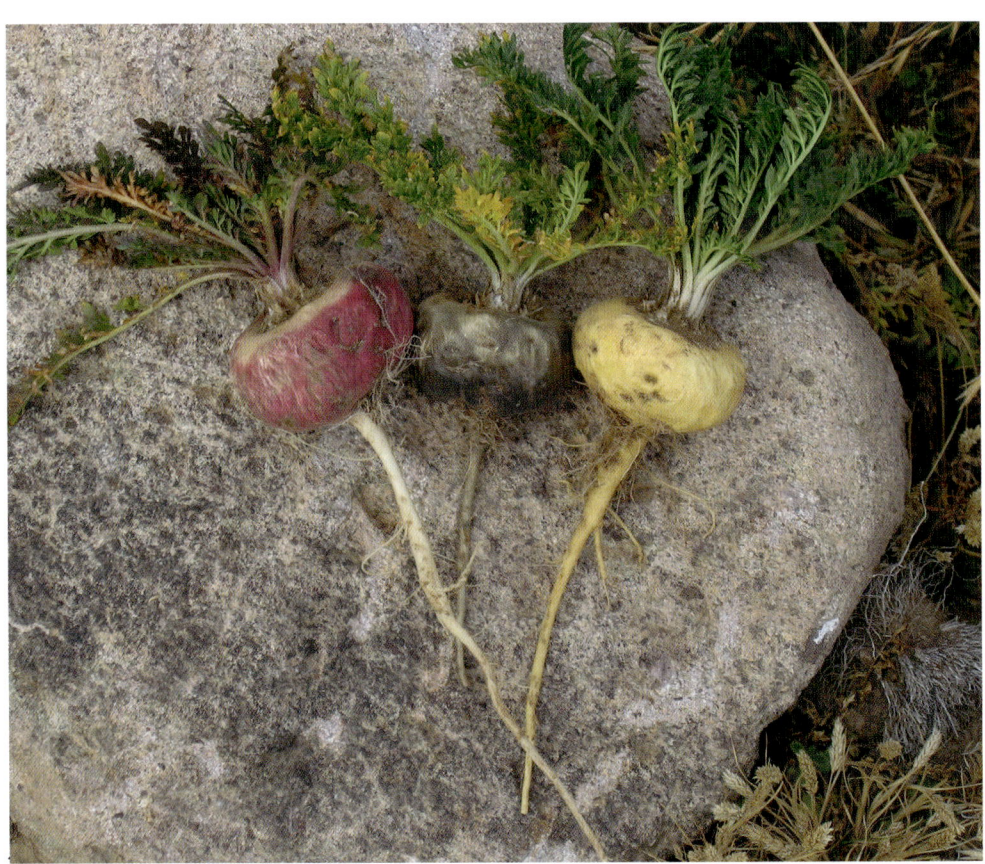

# Systematik

| | |
|---|---|
| *Abteilung:* | Spermatophyta (Samenpflanzen) |
| *Unterabteilung:* | Angiospermae (Bedecktsamer) |
| *Klasse:* | Dicotyledoneae-(Zweikeimblättrige) |
| *Unterklasse:* | Choripetalae (Pflanzen mit getrenntblättriger Blumenkrone) |
| *Ordnung:* | Rhoeadales |
| *Familie:* | Cruciferae (Kreuzblütler) |
| *Stamm:* | Lepidium (Kressen) |
| *Spezies:* | Lepidium peruvianum Chacón, Lepidium meyenii Walpers |
| *Umgangssprachlich:* | Maca |
| *Synonyme:* | Lepidium weddellii, Lepidium affine, Lepidium gelidum |
| *Verwandte Arten:* | Lepidium sativum, Lepidium bipinnatifidum Desvaux |

Gebräuchliche Bezeichnungen in der Indio-Sprache Quechua und spanisch: Maca-Maca, Maino, Ayak, Chichira, Ayak Wikku

## Von Maca ist bekannt, dass ...

... es von Athleten zum Aufbau des Energiehaushaltes eingenommen wird

... es die körperliche Widerstandskraft und die Ausdauer stärkt

... es körperliche und geistige Vitalität steigert

... es ausgleichend auf den Hormonhaushalt wirkt

... es auf Grund seiner Inhaltsstoffe äußerst nahrhaft ist

... es hilft, eine verlorene Libido wiederherzustellen

... es hilft, Beschwerden während der Menopause zu lindern

... es bei Sterilität und Impotenz verabreicht wird

... es die sexuelle Begierde steigert

... es bei Depressionen zum Einsatz kommt

... es zu einem geistigen Zustand führt, den man volkstümlich als einen „klaren Kopf" bezeichnet

... es keine Nebenwirkungen hat und keine Unverträglichkeiten bekannt sind

... es ein Nahrungsmittel ist und keine Medizin

... es ein natürlicher Energielieferant ist

... es den geistigen und körperlichen Abbau bei älteren Menschen verlangsamt

... es bei Magenkrebs und Osteoporose, bei Rheuma und Tuberkulose, aber auch bei Blutarmut und bei kindlichen Wachstumsproblemen zum Einsatz kommt

# Kapitel 3

# Sportlern empfohlen und von der UNO geschätzt

Maca ist kein Medikament, sondern ein Nahrungsergänzungsmittel. Das bestätigt auch die FAO, die Welternährungsorganisation der UNO, die getrocknetes Maca auf eine Stufe mit Mais, Reis und Getreide und über die Kartoffel stellt. Und doch hat die Knolle, die zu einem großen Teil aus Kohlenhydraten (60 bis 75 %), aus Eiweiß (9 bis 14%), Fasern (8 bis 9 %) und aus Lipiden (2 %) besteht, geradezu medizinische Wirkung. Denn die Kohlenhydrate setzen sich wiederum zum Großteil aus den Aminosäuren Arginin und Lysin zusammen, die bei Männern und Frauen die Fruchtbarkeit regulieren und bei mangelnder Libido helfen.

Beim Mann bestehen die Geschlechtszellen zum Großteil aus Arginin, deren Depot durch Maca aufgefüllt wird. Zudem enthält Maca jene Fructose, die die Spermatozyden mit Energie versorgen. Lysin hingegen hilft der Frau bei Fruchtbarkeitsproblemen, aber auch bei Beschwerden in den Wechseljahren.

Besonders auffällig bei der Pflanze, die auf kalkarmen Böden wächst, ist ihr hoher Mineralanteil von Kalzium, Magnesium, Kalium und Eisen. Sie beinhaltet aber auch Spuren von Jod, Mangan, Zink, Kupfer und Natrium.

Eine exakte Untersuchung der Inhaltsstoffe hat Maria Yllesca in ihrer Doktorarbeit vorgenommen, die sie 1994 unter dem Titel „Vergleichende chemische und phytochemische Untersuchung von drei Ökotypen der Lepidium meyenii Walp, „Maca", aus dem Gebiet von Carhuamayo (Junin)" an der Universidad Nacional Mayor de San Marcos (Peru) eingereicht hat. Maca enthält demnach, je nach Ernte und Farbe der Wurzel, folgende Bestandteile (Angaben in g %):

| Bezeichnung | Gelb | Rot | Schwarz |
|---|---|---|---|
| **Annähernde Analyse** | (g%) | (g%) | (g%) |
| Feuchtigkeit | 9,71 | 10,14 | 10,47 |
| Eiweiß gesamt | 17,99 | 17,22 | 16,31 |
| Fett | 0,82 | 0,91 | 0,82 |
| Faser | 5,30 | 5,45 | 4,95 |
| Asche | 3,49 | 3,68 | 3,63 |
| Kohlenhydrate | 62,69 | 62,69 | 63,82 |
| Stickstoff gesamt | 2,87 | 2,76 | 2,42 |
| Stickstoff nicht eiweißartig | 1,55 | 1,16 | 1,36 |
| Reines Eiweiß | 8,25 | 9,97 | 7,7 |
| (NP x 6,25) | | | |

| Bezeichnung | Gelb | Rot | Schwarz |
|---|---|---|---|
| Stärke | 37,86 | 37,52 | 38,18 |
| Direkt reduzierender löslicher Zucker | 6,17 | 6,03 | 7,02 |
| Indirekt reduzierender löslicher Zucker | 16,52 | 17,26 | 17,10 |
| | | | |
| **Vitamine (mg%)** | | | |
| Niacin | 43,03 | 37,27 | 39,06 |
| Ascorbinsäure | 3,52 | 3,01 | 2,05 |
| Riboflavin | 0,61 | 0,50 | 0,76 |
| Thiamin | 0,42 | 0,52 | 0,43 |
| | | | |
| **Mineralsalze (mg%)** | | | |
| Kalium | 1130 | 1160 | 1000 |
| Natrium | 20 | 20 | 40 |
| Magnesium | 70 | 80 | 80 |
| Kalzium | 190 | 200 | 240 |
| Phosphor | 320 | 290 | 280 |
| | | | |
| **Oligoelemente (p.p.m.)** | | | |
| Kupfer | 6 | 6 | 8 |
| Zink | 32 | 30 | 30 |
| Mangan | 22 | 20 | 22 |
| Eisen | 80 | 62 | 86 |
| Bor | 12 | 24 | 26 |

**Aminosäuren**

(Angaben in mg. Konzentration / g Protein)

| | |
|---|---|
| Glutaminsäure | 156,5 |
| Arginin | 99,4 |
| Aspartsäure | 91,0 |
| Leucin | 91,0 |
| Valin | 79,3 |
| Glycin | 68,3 |
| Alanin | 63,3 |
| Phenylalanin | 55,3 |
| Lysin | 54,5 |
| Serin | 50,4 |
| Isoleucin | 47,4 |
| Treonin | 33,1 |
| Tyrosin | 30,6 |
| Methionin | 28,0 |
| HO-Prolin | 26,0 |
| Histidin | 21,9 |
| Sarcosin | 0,7 |
| Prolin | 0,5 |

Cystein, Tryptophan wurden nicht festgestellt.

In ihrer Dissertation an der Fakultät für Pharmazie und Biochemie der Universidad Nacional Mayor de San Marcos weist Maria Yllesca 1994 nach, dass Maca auf Grund des Fruktosegehalts „zur Bekämpfung der Müdigkeit bei Sportlern empfohlen" wird. Generell wird Maca auf Grund seiner Fruktose- und Glukoseeinheiten als „energetisch hochwertiges Lebensmittel" bezeichnet.

Höher als beim meisten Wurzelgemüse sind auch die Proteinwerte: Maca enthält 42,19 %; Kartoffel 1,9 %; Karotte 8,8 %. Dadurch wird Maca als „proteinisch wertvolle Wurzel" eingestuft. Der Fettgehalt hingegen ist gering und die Faserstoffe sind in größeren Mengen als bei anderen Pflanzen enthalten. Durch das Vorkommen praktisch aller essentiellen Aminosäuren – ausgenommen ist nur Tryptophan – ist Maca „äußerst wertvoll". Weiters ist Maca hinsichtlich seines Mineralgehalts interessant: Dieser liegt drei Mal so hoch wie bei der Kartoffel.

Zusammenfassen kann man die Untersuchungen der Nährstoffchemie mit dem Satz: Maca ist eine Wurzel, deren Protein-, Eisen und Kalziumgehalt viel höher liegt als bei anderen Wurzeln. Wichtig ist auch: In Untersuchungen, die den Kalzium-, Phosphor-, Eisen-, Magnesium-, Kalium- und Zinkgehalt in frischem Maca und in seiner pulverisierten Form erhoben haben, wurde – so Maria Yllesca – kein „bedeutender Unterschied" festgestellt.

Diese Zusammensetzung von Kohlenhydraten, Proteinen, Mineralstoffen und Spurenelementen belegt: Maca ist ein außergewöhnlicher Energielieferant. Erklärt die besondere Kombination aber auch schon die wissenschaftlich nachgewiesene Hilfe bei Erektionsstörungen sowie die nachhaltige Stärkung der Libido bei Mann und Frau? „Wir haben bei unseren Untersuchungen von Maca im Jahre 1998 völlig überraschend zwei hormonähnliche Substanzen entdeckt, von denen wir annehmen, dass sie direkt für die Stärkung der sexuellen Energie verantwortlich sind. Wir haben sie als Macamide und Macaene bezeichnet", erklärt der Botaniker Qun Yi Zheng von der US-Firma „Pure World Botanicals Inc.".
Um diese These zu erhärten, wurde eine Reihe von Tierexperimenten durchgeführt. Die Ergebnisse wurden in der wissenschaftlichen Publikation „Urology" im April 2000 veröffentlicht. Daraus geht hervor, dass die Mäuse, denen Macamide und Macaene verabreicht wurde, eine deutlich höhere sexuelle Aktivität aufwiesen als die Tiere, denen kein Maca-Extrakt gegeben wurde. Auch ließ sich eine klare Relation zwischen der Orgasmusfähigkeit

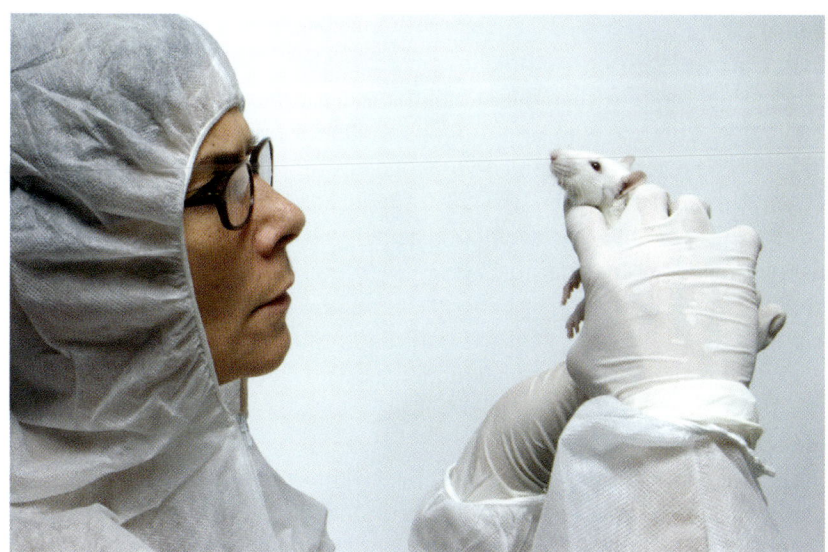

jener Tiere feststellen, die mit einer geringeren und jenen, die mit einer stärken Dosis behandelt wurden.

Blieb für Qun Yi Zheng und seine Kollegen die Frage, wie sich diese Ergebnisse auf den Menschen umlegen lassen? Wissenschaftliche Studien, die vor allem in den USA und in Peru durchgeführt wurden, belegen: Personen, die Maca zu sich nehmen, fühlen eine deutliche Steigerung ihrer sexuellen Lust und Männer mit Erektionsstörungen berichten von einer erfreulichen Normalisierung.

## Was wirkt wie und warum?

### Kalium (K)

Kalium hält den intrazellulären Druck aufrecht und ist wichtig für die Enzymwirkung des Kohlenhydratstoffwechsels. Es sorgt dafür, dass Nährstoffe in die Zelle hinein- und heraustransportiert werden. Der Kaliumhaushalt wird über die Niere geregelt. Eine optimale Kaliumzufuhr wirkt sich optimal auf den Blutdruck aus und dient als Prophylaxe gegen Bluthochdruck. Damit eignet sich der hohe Kaliumwert von Maca auch zur Herzinfarktprophylaxe. Kalium ist auch der Gegenspieler des Natriums. Da nun Maca reich an Kalium, aber arm an Natrium ist, hilft es zudem bei der Harnbildung und Harnausscheidung.

### Sulfur (S)

Sulfur, Schwefel, ist nicht nur eines der am besten geprüften Mittel der Homöopathie, sondern auch die Arznei mit einer umfangreichen Indikationsbreite. Der über die Nahrung aufgenommene Schwefel greift direkt oder indirekt in alle lebenswichtigen Vorgänge ein. In Form von Aminosäuren ist er am Aufbau der meisten  Eiweißstoffe und somit entscheidend am Zellstoffwechsel beteiligt. Schwefel und seine Verbindungen sind wesentliche Bestandteile von Enzymen und Co-Fermenten und werden für die Bereitstellung und Ausnutzung von Energie benötigt. Somit sind die Steuerungen biologischer Funktionen und wesentliche Entgiftungsvorgänge des Organismus eng an den Schwefel geknüpft.

### Phosphor (P)

Phosphor ist ein Bestandteil von Knochen und Zähnen. Zusätzlich liefert es Kraft und Energie, indem es bei den Stoffwechselvorgängen von Fetten und Stärken mitwirkt. Grundsätzlich ist Phosphor an allen physiologischen chemischen Reaktionen des Körpers beteiligt. Unter anderem am Aufbau der Knochen, an der Nervenreizleitung und an der Herztätigkeit. Phosphor ist somit ein wichtiger Bestandteil des körpereigenen Mineralhaushaltes.

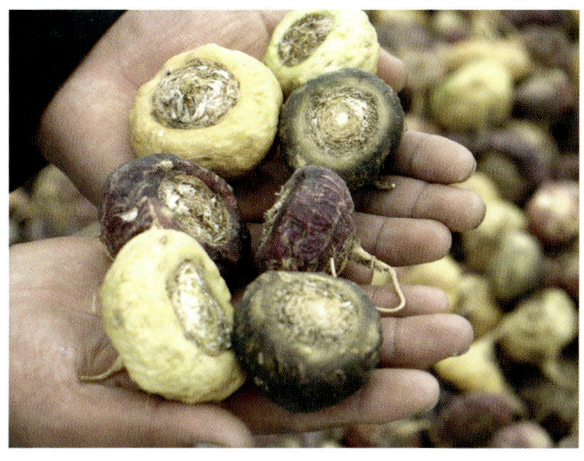

### Magnesium (Mg)

Magnesium schützt die Nerven und dient als Aktivator zahlreicher Enzyme. Magnesium wirkt bei der Muskelarbeit zusammen mit Natrium und Kalium und spielt eine wesentliche Rolle bei der Umwandlung von Zucker in Energie. Für den Sportler ist es unentbehrlich; ein Magnesium-Mangel führt zu Krämpfen und zu allgemeinen Schwächezuständen.

### Kalzium (Ca)

Steht an der Spitze der Mineralstoffbestandtabelle im menschlichen Organismus. Ist vor allem wichtig für das Knochengerüst, es spielt aber auch eine wichtige Rolle bei der Blutgerinnung und bei der Steuerung der Erregbarkeit von Nerven und Muskeln.

### Eisen (Fe)

Eisen ist ein wichtiger Bestandteil vieler Enzyme und wird für die Bildung von Hämoglobin (Blutfarbstoff) benötigt. Eisen steigert die Widerstandskraft gegen Krankheiten, beugt Erschöpfungszuständen vor und unterstützt das Wachstum.

### Zink (Zn)

Zink wirkt sich positiv auf die Fortpflanzungsorgane aus und unterstützt das Wachstum. Auch die Hautzellen benötigen ausreichend Zink zur Regeneration, wichtig ist es auch für das Immunsystem und für den Abbau von Alkohol im Organismus.

## VITAMINE

### Thiamin (B$_1$)

Thiamin ist wichtig für das Nervensystem und für den Abbau von Zucker. Ein Mangel an Thiamin kann Herzrhythmusstörungen, Müdigkeit, Appetitlosigkeit verursachen.

### Riboflavin (B$_2$)

Riboflavin baut den roten Blutfarbstoff auf und ist unabdingbar für den Sehvorgang und die Haut. Essentiell ist es auch für das Wachstum des Gewebes und bei der Bildung von Enzymen. Verhindert Risse in Lippen, Zunge und Mundwinkel.

### Niacin (B$_3$)

Niacin ist Bestandteil vieler Enzyme und spielt beim Ab- und Aufbau von Kohlenhydraten, Fetten und Eiweißen eine wichtige Rolle. Ist notwendig für Nervensystem und Haut – Niacin-Mangel führt zu Müdigkeit und Appetitlosigkeit.

Wir sehen: Mineralstoffe und Spurenelemente sind lebensnotwendig. Wissenschaftler schätzen, dass es etwa 150 Erkrankungen sind, die auf Mineralstoffmangel zurückzuführen sind. Daraus ergibt sich, dass Mineralstoffe in ausreichendem Ausmaß dem Organismus, der diese selber nicht erzeugen kann, zugeführt werden müssen. Bei zu geringer Zufuhr von Kalzium und Magnesium werden Stoffwechselabläufe stark vermindert. Das führt in der Folge zu Erkrankungen.

Es kommt aber nicht nur auf die Menge, sondern auch auf deren Qualität und auf die Verwertbarkeit der Mineralstoffe an. Grundsätzlich unterscheidet man zwischen organischen (verwertbaren) und anorganischen (unverwertbaren) Stoffen. Pflanzen nehmen nur anorganische Mineralien über ihre Wurzeln aus dem Boden auf und setzen diese in organische Mineralien um. Diese umgewandelten Mineralstoffe kann nun unser Körper verwerten.

# Bausteine des Lebens

Aminosäuren sind organische Verbindungen, die aus einer Säurefunktion und aus einer Aminofunktion gebildet werden und die die Grundlage der Proteine (Eiweiße) bilden. Aminosäuren werden auch zur Herstellung von Neurotransmittern wie Dopamin und Noradrenalin benötigt. Diese Substanzen senden Signale an das Nervensystem aus und spielen so im Prozess der sexuellen Erregung eine ganz wesentliche Rolle. Vor allem sind es Phenylalanine, Tyrosine und Histidine – sie alle drei können im Maca reichlich nachgewiesen werden –, die von den Neurotransmittern benötigt werden.

Von der Aminosäure Arginin, die in Maca in einer Konzentration von 99,4 mg pro Gramm als Protein vorkommt, wird angenommen, dass sie der männlichen Impotenz entgegenwirkt. Viele Nahrungsergänzungsmittel, die unter dem Aspekt der sexuellen Kräftigung auf dem Markt angeboten werden, haben eine hohe Konzentration an Arginin. Klinisch belegt ist von dieser Aminosäure auch, dass sie die Spermienproduktion ebenso erhöht wie die Spermienbeweglichkeit.

Generell ist die Zusammensetzung der Aminosäuren bei Maca optimal, wie die Tabelle, erstellt von Maria Yllesca im Kapitel „Sportlern empfohlen und von der UNO geschätzt", belegt.

Im Eiweiß des menschlichen Gewebes kommen 20 Aminosäuren vor, die essentiell oder nicht essentiell sein können. Bei den essentiellen Aminosäuren können die Kohlenstoffstrukturen nicht rasch genug vom Körper synthetisiert werden und müssen über die Nahrung aufgenommen werden. Und diesbezüglich ist Maca, in dem praktisch alle essentiellen Aminosäuren vorkommen, eine optimale natürliche Quelle.

## Maca stärkt und steigert . . .

. . . die  sexuelle Ausdauer und Leistungsfähigkeit
    sowie die Fruchtbarkeit

. . . die Libido um durchschnittlich 180 Prozent

. . . das Volumen des männlichen Samens, die Zahl
    der Spermatozyten und auch deren Mobilität
    um 200 Prozent

. . . die allgemeinen körperlichen Abwehrkräfte

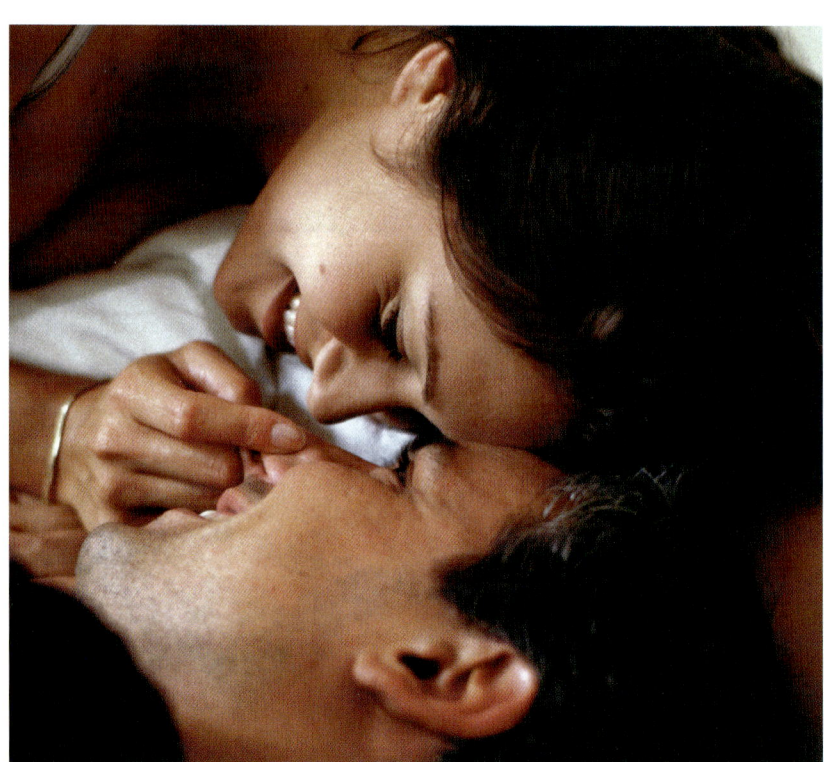

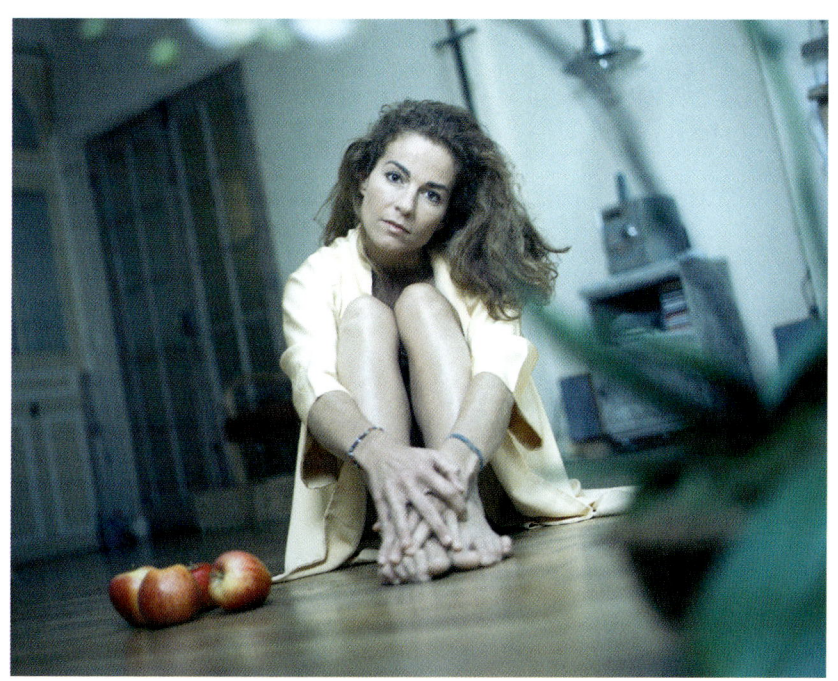

## Maca reduziert...

... deutlich Angstzustände und Beklemmungsgefühle bereits zwei Wochen nach Beginn der Einnahme von Maca-Extrakt

... Beschwerden der Wechseljahre wie Stimmungsschwankungen, Hitzewallungen, Schlaflosigkeit

... allgemeine Ermüdungszustände, die sich in Antriebslosigkeit, aber auch in chronischer Müdigkeit äußern

## Maca wirkt ...

... auf den diastolischen arteriellen Blutdruck. Konkret: Maca senkt den Blutdruck

... anti-anämisch. Konkret: Es gleicht den Eisengehalt im Blut aus

... als Energielieferant. Vermutlich durch das Ansteigen des Serumniveaus beim menschlichen Wachstumshormon (HGH)

... auf den Blutzucker, indem es diesen in Energie umwandelt und die Ablagerung ins Körperfett verhindert

... positiv auf das allgemeine Wohlbefinden

... Stress abbauend

... ausgleichend bei Zyklusunregelmäßigkeiten

# Kapitel 4

# Für das Wachsen, gegen das Altern

Nicht im strengen Sinn wissenschaftlich, aber dafür durch die Erfahrung aus der Praxis erhärtet, sind folgende Berichte von Ärzten der unterschiedlichen Disziplinen sowie Schilderungen von Patienten:

**Hugo Malaspina,** ursprünglich Kardiologe und später Alternativmediziner in Lima, empfiehlt Maca seit mehr als zehn Jahren. Und zwar vor allem Frauen mit prämenstrualem Unwohlsein oder Problemen durch die Menopause. Seine Erfahrung: „Es gibt verschiedene Pflanzen, die bei diesen Problemkreisen eine Heilkraft entfalten, indem sie stimulierend auf die weiblichen Eierstöcke wirken. Aber Maca hat zudem den Vorteil, dass es die Organe der internen Sekretion, wie die Hypophyse oder auch die Bauchspeicheldrüse, ausbalanciert. Das ist es, was Maca so effektiv macht: dass die Pflanze nicht Hormone enthält und so den Hormon-Spiegel im Organismus erhöht, sondern, dass es die Eierstöcke und auch andere Drüsen stimuliert, verstärkt Hormone zu produzieren und auszuschütten. Ich hatte mehr als 200 Patientinnen mit den oben genannten Leiden, sie alle haben durch die Einnahme von Maca Linderung erfahren."

**Aguila Calderon,** ehemaliger Dekan an der Fakultät für Humanmedizin an der Frederico-Villarreal-Universität in Lima: „Maca verfügt über eine enorme Menge von leicht absorbierbarem Kalzium und auch Magnesium und Kalium. Wir haben herausgefunden, dass dies sehr erfolgreich bei der Unterversorgung mit Kalk in den Knochen von Kindern und auch Erwachsenen eingesetzt werden kann."

**Gary F. Gordon,** Ex-Präsident des US-College für Fortschritte in der Medizin, ist aus eigener Erfahrung ein Befürworter von Maca: „Als Maca noch wenig erforscht auf den Markt kam, hat es verschiedene Gerüchte gegeben. Daraufhin habe ich es im Selbstversuch getestet und konnte eine signifikante Verbesserung meines Erektionsvermögens feststellen."

**David Forrester,** Mitherausgeber des wissenschaftlichen Medizin-Journals „Urology", das weltweit als erstes die Ergebnisse einer Studie über die Wirkung von Viagra veröffentlicht hat: „Seit dieser Veröffentlichung hat uns eine ziemliche Anzahl an Gesellschaften bedrängt, auch über ihre auf pflanzlicher Basis hergestellten Produkte zu berichten, die alle angeblich dieselbe oder eine ähnliche Wirkung haben wie Viagra. Das Problem war: All diesen Produkten lagen keine klinischen Untersuchungen zu Grunde. Dies liegt bei Maca vor. Um nun auch eine absolute Produktsicherheit zu gewährleisten, hat einer der amerikanischen Maca-Importeure auch noch eine zusätzliche

Untersuchung in Auftrag gegeben. Ihr Ziel war es herauszufinden, ob das Produkt irgendwelche Nebenwirkungen hat. Das Ergebnis: Diese sind nicht vorhanden. Deswegen geben wir wieder, was die Studien bestätigen: Maca steigert die Libido, die sexuelle Potenz und es wirkt auch kräftigend auf den Gesamtorganismus."

**Gabriel Cousens,** Internist in Patagonia, USA: „Wann immer es möglich ist, bevorzuge ich eine Therapie mit Maca und stelle die Hormonersatztherapie hintan. Denn diese führt zu einer vorschnellen Alterung des Organismus, während Maca bei Frauen mit Wechselbeschwerden nicht nur die Hitzewallungen und die Anflüge von Depressionen lindert, sondern auch noch den Energiehaushalt stärkt und das allgemeine Wohlbefinden erhöht. Maca ist ein Mittel, das Männern wie Frauen eine hormonelle Verjüngung ermöglicht. Und das ist in einer Gesellschaft, in der beinahe jeder etwas gegen den Alterungsprozess unternimmt, enorm wertvoll."

**Henry Campanile,** Internist und Ganzheitsmediziner in St. Peterburg, Florida: „Ich bin – und das ist ein Erbe meines Vaters – mit einer verkümmerten Nebenniere geboren, was zu einem dramatischen Mangel an Adrenalin führt. Um nun Erschöpfungszuständen und einer allgemeinen Antriebslosigkeit entgegenzuwirken, habe ich Cortison-Präparate genommen. Da ich mir über die negativen Langzeitwirkungen im Klaren war, habe ich mich nach natürlichen Alternativen umgesehen. Das hat mich – über den Ratschlag eines meiner Patienten – nicht nur zu Maca gebracht, sondern auch zu meiner intensiven Beschäftigung mit der alternativen Medizin. Es war phänomenal. Nach nur einem Monat der Einnahme von Maca habe ich mich so gut und frisch und lebendig gefühlt wie mit 20 Jahren. Das haben auch meine Patienten bemerkt und mich gefragt, warum ich so ausgeruht aussehe. Nach meinem Selbstversuch habe ich Maca-Produkte auch verschrieben. Und zwar zunächst an eine Frau, die unter Wechselbeschwerden, vor allem an Hitzewallungen, litt. Bei ihr hat die Pflanze nach unglaublichen vier Tagen bereits gewirkt und ihr Linderung gebracht."

**Mark. J. S Miller,** Professor für Kinderheilkunde am Medical College in Albany, USA, wagt als Wissenschaftler einen Blick in die Zukunft für die Maca-Produkte: „Maca wurde von der indigenen Bevölkerung in den Anden seit Jahrtausenden genutzt, um die Vitalität der Menschen zu steigern. Und das mittels einer Pflanze, die noch in einer Höhe von über 4500 Metern gedeiht. Um diese Meereshöhe in Relation zu setzen: Leichtflugzeuge ohne Druckkabine fliegen nicht höher als rund 3000 Meter. Unter den momentan gegebenen gesellschaftlichen Rahmenbedingungen muss man sich doch die Frage stellen: Ist tatsächlich der Zugewinn an Vitalität und körperlicher Energie der Grund für das enorme Interesse an Maca? Vielleicht. Aber von noch größerem Interesse dürfte die Fähigkeit der Knolle sein, die sexuelle Kraft zu steigern und die Fruchtbarkeit zu erhöhen. Aber wer hätte jemals gedacht, dass ein Gemüse die Anzahl der Spermien erhöhen und das Samenvolumen steigern kann? Und dass es bloß ein Gemüse ist, das mögliche Verzögerungen bei Wachstum eines Fötus ebenso bekämpft wie die andere Schwangerschaftsrisiken. Jeder, der nur ein wenig Marketingerfahrung hat, weiß, dass ‚sex sells'; dass sich Sex eben verkauft. Und so wird – es ist schon eigenartig –, die nächste Front der Wissenschaft um die Pflanzen mit den allerbesten medizinischen Wirkstoffen nicht im Regenwald geschlagen werden, wie dies zu erwarten war, sondern hoch oben in den Anden. In einer Landschaft, die mehr dem Mond ähnelt als einem Weideland."

**Burton Goldberg,** Präsident der kalifornischen Gesellschaft für Alternativmedizin in Anburon: „Ich habe Maca erst einmal versuchsweise genommen und war von der rasch eingetretenen Wirkung derart überrascht, dass ich auf eine regelmäßige Einnahme nicht mehr verzichten möchte. Ich bin 72 Jahre alt und Maca hat in meinem sexuellen Alterungsprozess 25 Jahre weggenommen. Ich fühle mich deutlich jünger und agiler. Dazu kommt, dass Maca die Knochen aufbaut, was im Alter auch bei Männern zunehmend wichtig wird."

**Viana Muller,** Mitbegründerin und Präsidentin der Firma „Whole World Botanicals" in New York, die Maca in den Vereinigten Staaten von Amerika eingeführt hat: „Erst vor wenigen Jahren trat diese Pflanze, die seit Jahrtausenden bereits in Südamerika genutzt wurde, in unser Gesichtsfeld. Sie hat eine derart positive Wirkung auf unsere Gesundheit, dass wir uns fragen: Wie haben wir bisher ohne Maca das Auslangen gefunden?" Mit Maca hätten Frauen endlich eine Alternative zu den herkömmlichen Hormonersatztherapien. Zudem würde Maca „befriedigendere Ergebnisse" erzielen als selbst andere Pflanzen, die bisher schon als Alternative für die chemische Hormonersatz verabreicht wurden. Aber selbst Dr. Viana Muller, die sich als „Fan von Maca" bezeichnet, räumt ein: „Die große Mehrzahl der Frauen in der Menopause und in der Postmenopause werden von einer Maca-Therapie profitieren. Aber es ist sicher nicht die Antwort für jede Frau!" Vor allem jene, deren Organismus durch gute Ernährung, Fitness und eine gute genetische Disposition ausgeglichen ist, würden auf Maca verzichten können. „Unsere Firma will in der Menopause keine Krankheit sehen und deswegen Frauen auch nicht einreden, sie würden unbedingt eine Maca-Therapie benötigen. Jede Frau ist eine eigene biochemische Einheit und jede Frau reagiert auch unterschiedlich auf diese Veränderung in ihrem Körper."

Eine nicht von einem Arzt, sondern von einer Betroffenen erzählte Heilung ist jene der 52-jährigen **Diane S.** aus New York. Sie berichtet von schmerzhaften Unannehmlichkeiten", die sie während einer Hormonersatztherapie durchgemacht hat: „Ich litt unter einer sehr unangenehmen vaginalen Trockenheit, die zu Schmerzen beim Geschlechtsverkehr führte. Mein Arzt war der Meinung, dass dies nur über eine Östrogen-Therapie zu heilen sei. Wegen des Gesundheitsrisikos lehnte ich diese Behandlung ab und versuchte es mit Maca. Nach drei Wochen der Einnahme hat sich die Sekretion der Scheidenflüssigkeit wieder normalisiert."

Von positiven Erfahrungen berichtet auch **Stephanie Sulger-Smith,** Krankenschwester in New York: „Ich habe verschiedene alternative Methoden angewandt, um meine Probleme bei der Menopause in den Griff zu bekommen. Aber alles half nichts, meine Hitzewallungen und meine Schweißausbrüche in der Nacht blieben. Diese verschwanden sehr rasch nach der Einnahme

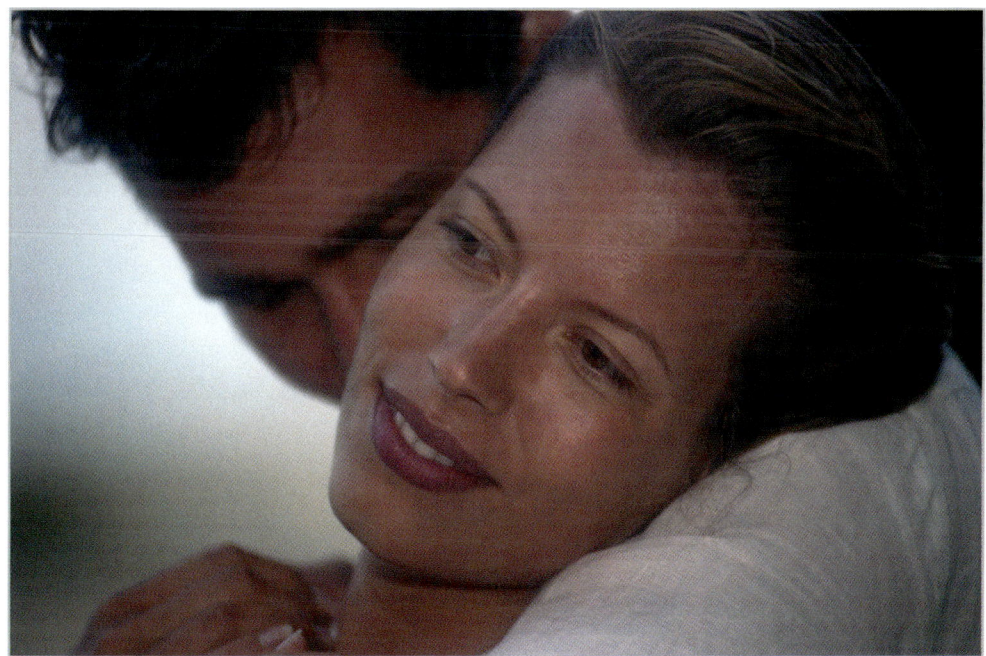

von Maca. Dazu stellte sich der positive Nebeneffekt ein, dass mein gesamter Energiehaushalt kräftiger und ausgeglichener wurde. Als ich meinem Gynäkologen davon berichtet habe, wollte er es nicht glauben und schickte mich zu einer Reihe von Laboruntersuchungen. Fazit: Alle meine Werte hatten sich normalisiert. Und noch eine Beobachtung habe ich gemacht: Seitdem ich Maca regelmäßig einnehme, bin ich wesentlich widerstandsfähiger gegen Stress geworden."

In einem weiteren von Ärzten überprüften Bericht schildert Susan F., eine mitdreißigjährige Frau von der amerikanischen Westküste, ihre Erfahrung mit Maca: „Nach der Geburt von zwei gesunden Kindern habe ich erstmals in meinem Leben die Pille eingenommen. Ich war damals 31 Jahre alt. Der positive Nebeneffekt: Die monatliche Regel blieb aus. Nach etwa sechs Monaten stellten sich massive Gemütsschwankungen, aber auch Hitzewallungen ein. Zudem begann meine Haut stark auszutrocknen. Ich wusste: Das waren Erscheinungen, wie sie in den Wechseljahren auftauchen würden. Aber ich in meinem Alter war noch Jahre davon entfernt. Da erfuhr ich von meiner Mutter, was sie mir bis dahin verheimlicht hatte: Nämlich, dass in unserer Familie alle Frauen sehr früh in den Wechsel kamen. Es sei bei ihr selbst so gewesen und auch bei ihrer Mutter. Durch einen Zufall kam ich dann auf Maca. Zwei wundervolle Dinge stellten sich wieder ein – ein neues weibliches Selbstbewusstsein durch das Wiederauftreten der monatlichen Blutungen, aber auch meine Haut gewann – so wie sie dem Alter entsprechen sollte – ihre natürliche Feuchtigkeit zurück."

*Kapitel 5*

# Sich gesund essen

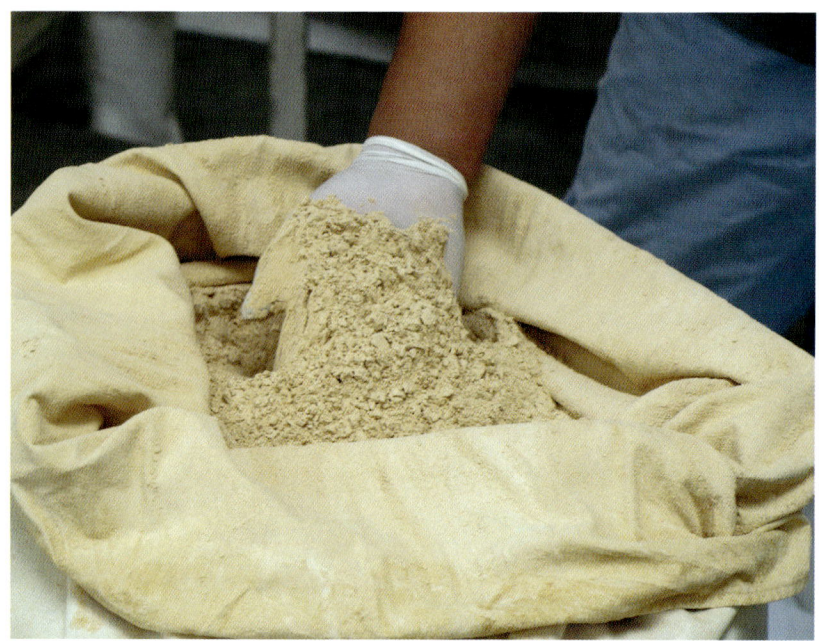

Die Frage ist: Wenn Maca keine Medizin, keine Arznei ist, wie wirkt das aus der Knolle gewonnene Pulver? Die Antwort: Maca ist ein Nahrungsergänzungsmittel, das als Adaptogen wirkt. Das heißt, Maca erhöht bei Belastungen im Organismus die Widerstandskraft. Dafür verantwortlich: Der hohe Anteil biologisch hochwertiger Proteine, die reich vorhandenen Kohlenhydrate (hauptsächlich Fruktose, aber auch Glukose), die Vitamine ( u.a. Karotin, Riboflavin, Niacin . . .), sowie sämtliche essentielle Fettsäuren.

Die Erhöhung der Widerstandskraft geschieht durch eine gezielte positive Einflussnahme auf die komplexen Interaktionen zwischen Nerven-, Immun- und endokrinem (hormonellen) System.

Der Begriff „Adaptogen" geht auf die Stressforschung zurück. Der Mensch verfügt über angeborene Anpassungsmechanismen, die auf diverse Stressoren physischer als auch psychischer Art reagieren. Diese Reaktionen können durch ein Adaptogen wie Maca zusätzlich intensiviert werden.

# Des Mannes gestärkte Kraft, der Frau verbesserte Gesundheit

Bereits in den 80er Jahren des letzten Jahrhunderts wurde in Peru, aber auch in den USA mehrfach darauf hingewiesen, dass eingehende vorklinische und klinische Untersuchungen bei Maca wünschenswert seien, um dessen Verwendung als therapeutisches Mittel wissenschaftlich zu festigen. Das große Interesse an der Wurzel stellte sich dann Mitte der 90er Jahre ein und es dauert bis heute an. Dabei bestätigen die wissenschaftlichen Ergebnisse die traditionell bekannten Wirkungen, welche aus langjährigen medizinischen Beobachtungen stammen.

## Antistress- und energetisierende Wirkung

Die umfassendste Studie über die Antistresswirkung von Maca wurde auf der „International Conference of Ethnomedicine and Drug Discovery" präsentiert, die im November 1999 in Maryland, USA, abgehalten wurde. In einer Testreihe hatte man Studenten einer peruanischen Universität untersucht. Die Stressparameter wurden vier Wochen vor und nach der Behandlung im biologischen, emotiven und kognitiven Bereich erhoben. Man fand heraus, dass die mit Maca behandelte Gruppe im Vergleich zur Kontrollgruppe eine deutliche Verbesserung im Stressverhalten aufwies.
Maca wird in Peru oft als Vitalstoff empfohlen. Überprüft wurde diese Wirkung an 60 jungen, gesunden Erwachsenen, von denen zwei Drittel frisches oder gekochtes Maca verabreicht wurde, während die Kontrollgruppe Maispulver bekam. Bei der Maca-Gruppe konnte ein „Anstieg der physischen Leistungsfähigkeit" konstatiert werden, der von „statistischer Bedeutung" war.

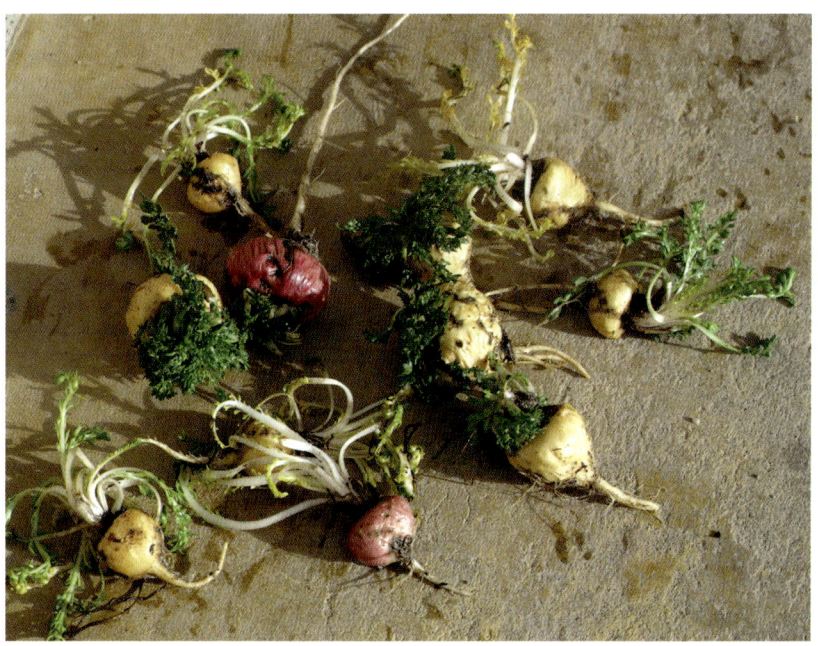

## Wirkung auf die Fortpflanzungsfähigkeit

Zahlreiche Erzählungen haben von der potenzsteigernden Wirkung von Maca berichtet. Die Mediziner, Biochemiker und Ernährungswissenschaftler Gustavo F. Gonzales, Amanda Cordova, Carla Gonzales, Arturo Chung, Karla Vega, Arturo Villena wollten diese aber wissenschaftlich nachweisen. Durchgeführt wurden die Tests am Instituto de Investigaciones de la Altura der Universidad Peruana Cayetano Heredia in Lima, publiziert wurden sie im Asian Journal Andrologia (2001 Dec; 3: 301-303). Dabei wurde tatsächlich belegt, dass durch die Verabreichung von Maca die Qualität des männlichen Samens verbessert wird.

Ziel der Studie war es, die Auswirkungen einer viermonatigen oralen Einnahme von Maca-Extrakt in Tablettenform in Bezug auf die Veränderung der Qualität des männlichen Samens bei neun gesunden Männern im Alter von 24 bis 44 Jahren festzustellen. Wichtig: Die Männer nahmen in einem Zeitraum von drei Monaten vor Beginn der Studie keinerlei Medikamente zu sich. Sechs Männer waren verheiratet, drei waren Single.

Die Methode: Die Männer nahmen entweder 1500 mg oder 3000 mg pro Tag ein, wobei jede Tablette 500 mg enthielt. Die Samenanalyse wurde gemäß der Richtlinie der Weltgesundheitsorganisation WHO durchgeführt.

Der Samen wurde bei allen Probanten nach einer dreitägigen Enthaltsamkeit durch Masturbation gewonnen. Das Ergebnis: Das Volumen des Samens, die Gesamtanzahl der Spermien und deren Beweglichkeit, war signifikant erhöht. Es ließ sich aber kein deutlicher Unterschied zwischen jenen Männern feststellen, welche die niedrigere und jenen, die die höhere Maca-Dosierung erhalten hatten.

Nach dieser Studie war es für die Wissenschaftler wichtig festzustellen, ob Maca auch einen Einfluss auf die Hormone ausübt. Dazu wurde eine weitere Studie erstellt. Sie trägt den Titel: „Effekt von Lepidium meyenii (Maca) auf das sexuelle Begehren und das Fehlen jeglicher Beziehung zum Testosteron-Spiegel bei gesunden, erwachsenen Männern."

Durchgeführt wurde sie von Gonzales GF., Cordova A., Vega K., Chung A. Villena A., Gonez C., Castillo S. am Institut für biologische und physiologische Wissenschaften an der Universidad Peruana Cayetano Heredia in Lima, Peru. Publiziert wurde die Untersuchung in: Andrologia. 2002 Dec; 34 (6): 367-372.

Die Studie war ein 12 Wochen dauerndes, doppelblindes Parallelverfahren, bei dem die Auswirkung von verschiedenen Dosierungen von Maca und von Placebo verglichen werden sollten. Untersucht wurden Männer im Alter zwischen 21 und 56 Jahren, denen Maca in zwei unterschiedlichen Dosierungen verabreicht wurde: 1500 mg oder 3000 mg oder Placebo. Nach vier, acht und 12 Wochen der Behandlung wurden die Ergebnisse erhoben. Festzustellen war, dass durch die Behandlung von Maca das sexuelle Begehren angestiegen war. Der Testosteron-Spiegel war allerdings bei den Männern mit Maca-Verabreichung und jenen ohne Maca-Behandlung auf dem ursprünglichen Ausgangsniveau geblieben. Auch bei anderen Geschlechtshormonen war durch die Einnahme von Maca keine signifikante Veränderung bzw. Anhebung des Hormonspiegels festzustellen.

## Wirkung auf die sexuelle Aktivität

In diesem Bereich gibt es zahlreiche Untersuchungen an Säugetieren, wie Schafen, Holstein-Rindern, aber auch an Ratten und Mäusen, die alle belegen: Die Brunstzeichen haben sich bei allen Tiergruppen signifikant erhöht. Über die sexuelle Lust bei Männern gibt es nur eine Studie, deren Ergebnisse auf einer Selbstbewertung der Befragten beruht.

Die Rahmenbedingungen des Tests: 57 Männer im Alter zwischen 21 und 56 Jahren wurden über einen Zeitraum von 12 Wochen untersucht, wobei sie in drei Gruppen geteilt wurden, denen 1500 mg, 3000 mg Maca oder Placebo verabreicht wurden. Nach vier, acht und 12 Wochen kam es zu Befragungen, ob sich das Sexualverhalten verändert habe. Bewertet wurden auch Depressions- und Angstzustände. Die Autoren der Studie stellten fest, dass nach acht und 12 Wochen eine Verbesserung der sexuellen Lust zu verzeichnen war und dass diese Wirkung weder auf eine Verringerung der Depression oder inneren Unruhe (laut Bewertung nach Hamilton-Test) noch auf den Anstieg der Testosteron- oder Stradiolwerte (die gleich geblieben waren) zurückzuführen waren. Das lässt darauf schließen, dass Maca über einen anderen Mechansimus verfügt, um die sexuelle Lust zu steigern – siehe dazu das Kapitel: Adaptogen (siehe S. 59).

## Der Nährstoff

In einer Dissertation an der Universidad de San Marcos in Lima wurden 100 Personen untersucht, die in zwei Gruppen aufgeteilt wurden: Gruppe A bestand aus 50 Personen mit Eisenanämie und Gruppe B aus 50 Personen mit erhöhten Blutfettwerten (Hyperlipidämie). Beide Gruppen erhielten für die Dauer von einem Monat 20 g Maca-Pulver. Bei Gruppe A wurden die Eisenwerte (durchschnittliche Konzentration von 47 ug/dl) bewertet und bei Gruppe B das Gesamtcholesterin, LDL, Cholesterin und Triglyceride vor und nach der Behandlung. Nach der Behandlung stellte man bei Gruppe A einen Anstieg der Eisenwerte fest, der bei 50 % der Patienten normale Werte erreichte, bei den restlichen 50 % normalisierte sich der Wert nicht, doch es gab einen bedeutenden Anstieg. Bei 44 % der Patienten mit Hyperlipidämie verringerte sich das Cholesterin in bedeutendem Maße ebenso wie der LDL-Anteil, der sich bei 90 % der Fälle reduzierte. Die Triglyceride verringerten sich bei 100 % der Patienten.

# Kapitel 6

# Ohne Nebenwirkungen

Das deutsche Bundesinstitut für Risikobewertung (BfR) in Berlin erhielt nach eigenen Angaben immer wieder Anfragen zu macahaltigen Produkten. Daraufhin hat es Maca untersucht, einer wissenschaftlichen Bewertung unterzogen und diese am 3. April 2007 in der Stellungnahme 024/2007 publiziert. Darin wird festgestellt, dass die wissenschaftliche Datenbasis für eine umfassende Bewertung noch unzureichend sei. In einer Versuchsreihe an „gesunden Männern", denen in einem Zeitraum von 12 Wochen 1,5 bzw. 3 g Maca/Tag verabreicht wurden, wurden aber „signifikante Erhöhungen des Ejakulationsvolumens, der Spermienzahl und -mobilität" nachgewiesen.

Auf die Frage, ob durch die Einnahme von Maca irgendwelche Risiken oder Unverträglichkeiten bestünden, ist der Stellungnahme zu entnehmen: „Konkrete wissenschaftliche Belege für das Auftreten unerwünschter Wirkungen beim Menschen liegen bisher nicht vor."

# Interviews

### Dr. Gloria Chacon de Popovici

## Handarbeit, von der Aussaat bis zur Ernte

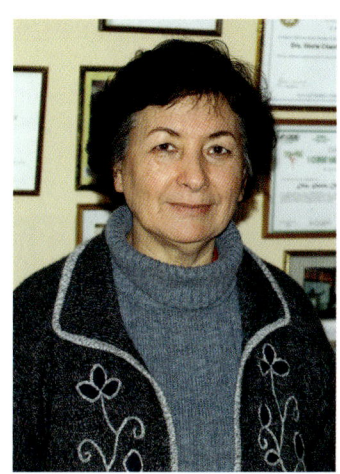

*Ist es nicht seltsam, dass bei Maca ein- und dieselbe Pflanze zwei unterschiedliche wissenschaftliche Bezeichnungen hat? Wie ist es dazu gekommen und worin besteht der Unterschied zwischen Lepidium Meyenii, das der Deutsche Gerhard Walpers 1843 beschrieben hat, und dem L. Peruvianum Chacón?*

Ich muss Sie korrigieren. Entgegen einer weit verbreiteten Meinung handelt es sich eben nicht um ein und dieselbe Pflanze, sondern um zwei verschiedene Spezien aus derselben Familie. Es gibt übrigens 120 verschiedene Unterarten. Der Unterschied zwischen den beiden, die Sie angesprochen haben, liegt in der Anordnung der Blätter und auch in den unterschiedlichen Wurzelknollen. Dazu kommt, dass es sich bei der peruanischen Art, der ich meinen Namen gegeben habe, um eine einjährige, nur in Peru heimische Art handelt, während der von Gerhard Walpers beschriebene Typus auch in Bolivien und Argentinien vorkommt. Um aber auf den wichtigsten Unterschied einzugehen: Die in Peru vorkommenden Maca sind nach Inhaltsstoffen den anderen deutlich überlegen.

*In Ihrer Dissertation schreiben Sie, dass Maca bei den Indios und auch bereits in der Präinkakultur eine hoch verehrte Pflanze war. Vor 40 Jahren wurde sie allerdings nur mehr auf einer Fläche von knapp 50 Hektar kultiviert. Wie kam das?*

Der Niedergang wurde bereits mit den Conquistatores vor etwa 500 Jahren eingeleitet. Die spanischen Eroberer waren in erster Linie an den Rohstoffen interessiert und zwangen die Indios, in den Minen zu arbeiten. Es kam dadurch zu einer Landflucht und zu einer Verödung der Anbauflächen. Nur in den abgelegenen Hochflächen wurde traditionell für den Eigenbedarf weiter produziert – aber das waren eben nur wenige Personen. Dann spielt sicher auch eine Rolle, dass im letzten Jahrhundert, durch einen Zuzug in die städtischen Ballungszentren, die Menschen ihre Ernährungsweise umgestellt haben und die alten Gewohnheiten in Vergessenheit gerieten.

*51*

*Wie wird Maca heute in Peru konsumiert?*

Auf sehr unterschiedliche Art und Weise. Etwa als Saft. Dabei werden die Knollen in Wasser gekocht, der abgekühlte Sud wird getrunken, die Wurzeln werden gegessen. Aber auch in der Suppe kommt Maca vor – da wird Pulver dem Wasser beigemengt. Ähnlich ist es beim Brot, wo Macamehl verwendet wird. Eine sehr traditionelle Zubereitung ist jene in Erdöfen. In ein Loch im Boden wird heiße Asche gefüllt und die Knollen werden darin gegart. Das schmeckt sehr bekömmlich, ein wenig rauchig und zugleich auch süß. Ich

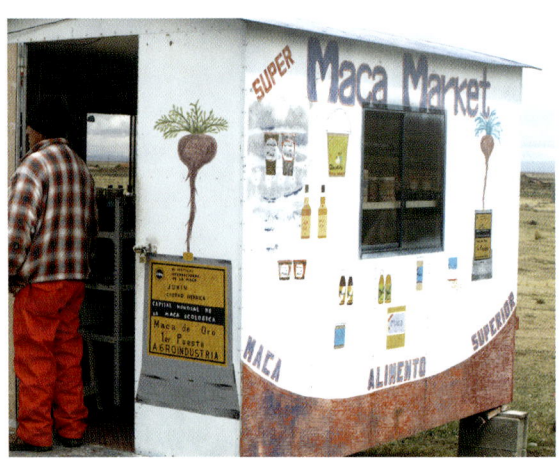

verrate Ihnen aber noch ein Rezept, wie Maca für junge Leute und für Erwachsene entweder einen sehr schnellen Energieschub erzeugt oder eine fantastische wärmende Wirkung bei tiefen winterlichen Temperaturen entfaltet: Sie nehmen einen Teelöffel Maca-Pulver und rühren diesen in warmer Milch auf. Geben Sie etwas Zucker bei – aber bitte keinen Honig – und schmecken sie das Getränk mit zwei Löffeln Alkohol ab. Da können Sie Whiskey verwenden oder auch Cognac. Die jugendfreie Variante bereite ich nicht mit Milch, sondern mit sauren Fruchtsäften etwa aus Orangen zu und lasse den Alkohol einfach weg.

*Wie wird Maca vermarktet?*

Sie müssen zwei Richtungen unterscheiden: Den Verkauf der frischen Wurzeln und den Export in der pulverisierten Form. Da Ihre Leser aber nie frisches Maca aus Peru kennen lernen werden, gehe ich vornehmlich auf die Herstellung des Pulvers ein. Unmittelbar nachdem die Wurzeln von Hand geerntet aus der Erde kommen, werden sie gewaschen und damit sauber für die Weiterverarbeitung vorbereitet. Nach einem Monat der Trocknung auf eigenen Gestellen werden die Knollen für die baldige Verwendung aussortiert. Die für die Pulverisierung vorgesehenen Wurzeln werden von den Blättern befreit und so lange auf den Trocknungsgestellen belassen, bis der Sommer vorbei ist. Um sie aber vor Hagelschauern und der Feuchtigkeit der Nacht zu schützen, werden sie stets am Nachmittag in Plastik gehüllt. Es geht darum, eine langsame, aber kontinuierliche Trocknung zu ermöglichen – nur eine solche konserviert auch das Aroma. Nach der Sonnentrocknung wird die Ernte in die Häuser gebracht meist auf den Dachboden –, wo der

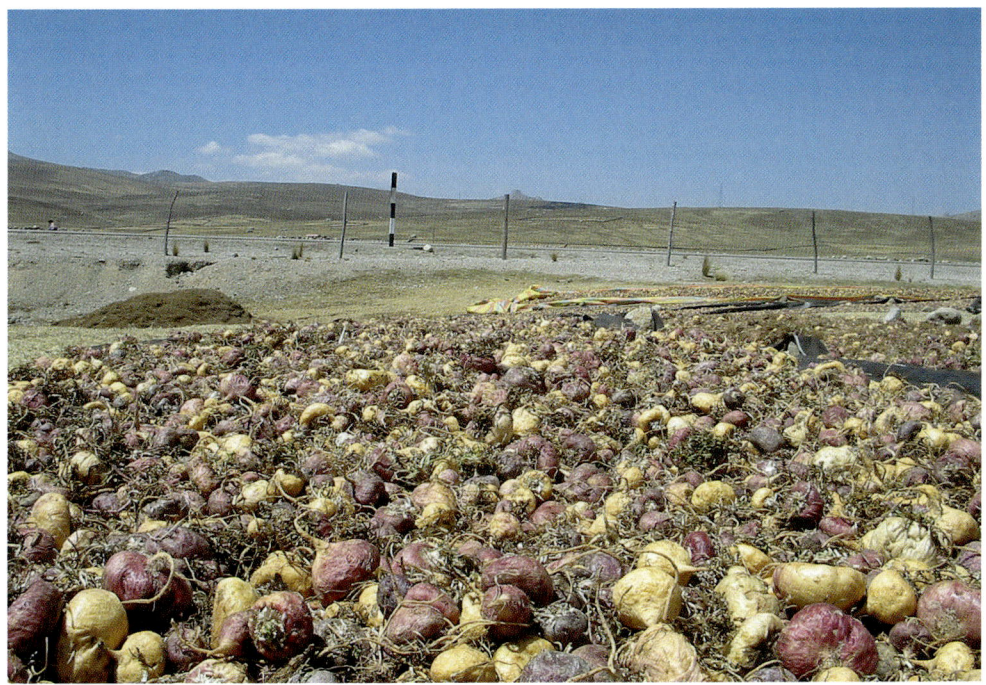

Trocknungsprozess auch in der herbstlichen Jahreszeit fortgesetzt werden kann. Die Früchte werden in Säcke aus Leinen gefüllt, die vom Sims baumeln. Das soll verhindern, dass Mäuse oder auch Insekten hinkommen und so die Qualität der Ernte vermindern. Sollte es Mäusen dennoch gelingen, sich in so einem Sack einzunisten, dann muss dessen Inhalt vernichtet werden – denn die Tiere würden die Ernte stark verunreinigen. Bei der Produktion des Pulvers ist aber auf höchste Hygiene zu achten – das gilt auch für die Mühlen, wo die Früchte schließlich zu Pulver gemahlen werden. Wir haben diesbezüglich schon einen sehr hohen Standard erreicht. Wichtig scheint mir noch ein Aspekt: Bei dem gesamten Prozess der Trocknung gehen 61 Prozent des ursprünglichen Gewichts verloren, zudem hellt sich die Farbe der Knollen auf.

*Beginn der Trocknung*

*Die Produktion von Maca ist also in hohem Maße von der Handarbeit bestimmt. Ist dies am Feld auch so? Und: Wie wird Maca überhaupt kultiviert?*
Weil Maca dem Boden sehr viele Nähstoffe entzieht, kann man nicht immer wieder dieselben Felder bewirtschaften. Damit ist klar: Mit Maca betreibt der Bauer einen Flächenwechsel. Die jeweilige Anbaufläche sollte bereits im Februar ausgesucht werden. Dabei ist es wichtig, dass der Boden aus

*53*

einer Mischung aus Sand und auch Lehm besteht und von dunkler Farbe ist. Wichtig ist der pH-Wert. Auch wenn dieser natürlich nicht im Einzelfall gemessen wird, so haben unsere Bauern doch ausreichend Erfahrung, um herauszufinden, welcher Boden fruchtbar ist. Dieser wird dann so von Hand aufbereitet und mit Wasserrinnen durchzogen, dass es zu keiner Wasseransammlung kommen kann. Denn Staunässe bekommt den Knollen nicht gut. Die Feuchtigkeit – auch jene in der Luft, wie wir sie in den Tropen haben – ist neben den dortigen Humusböden einer der Gründe, warum Maca dort nicht gedeiht. Maca braucht den Kieselboden mit starkem Mineralgehalt. Wenn der Boden vorbereitet ist, muss ein Zaun herumgezogen werden, um später Schafe von den jungen Pflanzen abzuhalten. Denn sie würden das ganze Kraut auffressen. Im März wird dann die Erde umgestochen – auch in Handarbeit. Traktoren kommen nur selten zum Einsatz. Die Felder sind zwar meist nicht größer als 600 Quadratmeter, aber die Arbeit ist dennoch schwer, denn die Böden sind meist sehr hart. Der umgestochene Boden wird dann offen bis in den August hinein liegen gelassen. In dieser Zeit verrottet der ursprüngliche Grasbestand der Fläche zu Dünger. Dann wird die Acker-

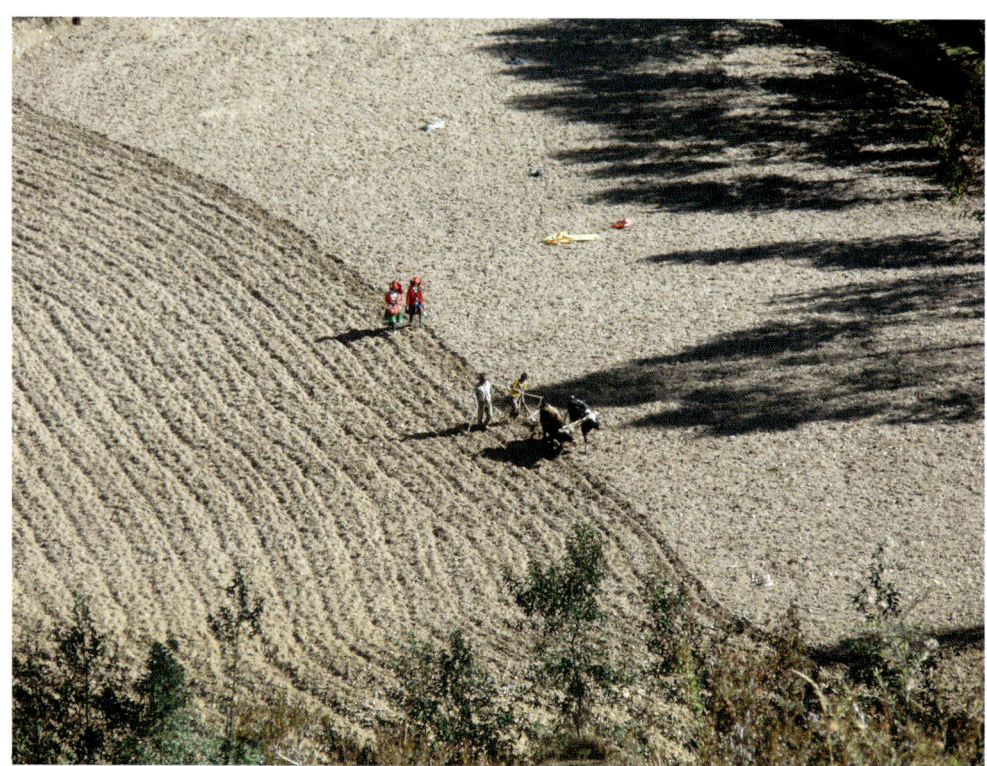

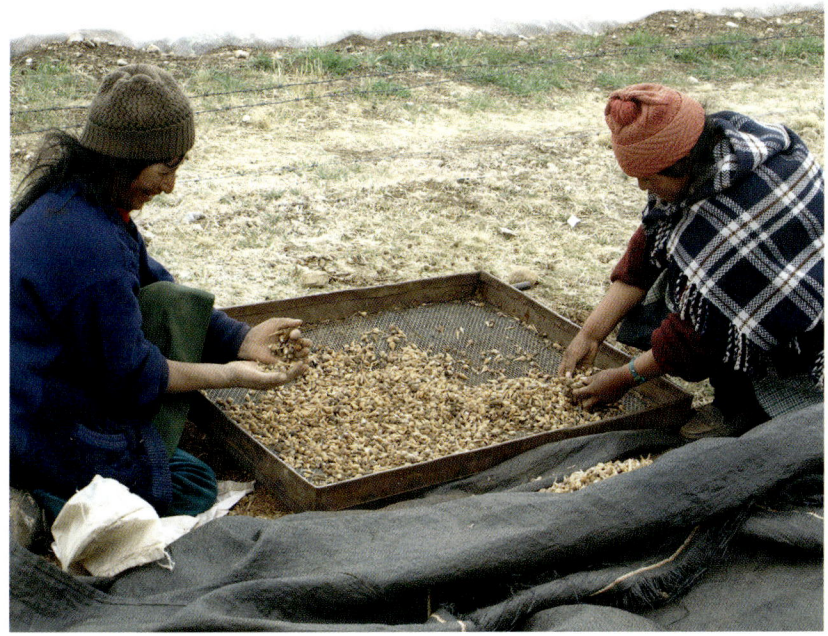

fläche mit einem Rechen gleichgezogen – der letzte Vorbereitungsschritt zur Ausbringung der Samen, die zwischen August und Dezember erfolgt. Nach drei Monaten, wenn sich die ersten grünen Blätter zeigen, wird noch Dünger, oft ist es Mist von Schafen, aufgebracht.

Wichtig ist unserem Verständnis nach, dass wir naturnahe, also biologisch, produzieren. Das bedeutet, dass auch der Same nicht mit Fungiziden behandelt wurde und dass auch kein Kunstdünger der Pflanze beigegeben wird. Während der Monate des Wachstums gilt es nur noch, das Unkraut zu entfernen, oder Pflanzen, die zu nahe beieinander wachsen, zu trennen und zu vereinzeln, sodass ein besseres Wachstum gewährleistet wird. Nach sechs bis sieben Monaten erfolgt die Ernte. Je nach Auspflanzzeit liegt diese zwischen März und Juni.

*Wie hoch ist der Ernteertrag?*
Wir haben von Anbauflächen von etwa 600 Quadratmetern gesprochen. Um einen solchen Acker abzuernten, sind etwas fünf Leute drei Tage lang beschäftigt. Denn mehr als 40 Quadratmeter schafft auch ein erfahrener und kräftiger Bauer pro Tag nicht. Er muss mit seiner Haue sehr vorsichtig arbeiten, um die Knollen nicht zu verletzen. Der Ertrag liegt zwischen 15 und 20 Säcken zu je 70 Kilogramm.

*Verliert die Pflanze durch die Trocknung ihre pharmazeutisch relevanten In-*
*haltsstoffe?*
Nein. Das Pulver hat dieselben Wirkstoffe wie die frische Knolle – vorausgesetzt, dass keine Zusätze beigegeben werden.

*Warum kommt in Europa Maca nicht als Wurzel, sondern nur in pulverisierter*
*Form auf den Markt?*
Der Grund liegt darin, dass aus Peru keine ganzen Wurzeln exportiert werden dürfen. Taiwan und Japan umgehen das Verbot ein wenig, indem sie
getrocknete Wurzelstücke, aber eben auch keine Knollen im Ganzen ausfüh-
ren. Diese verwenden sie als Suppenbeilage.

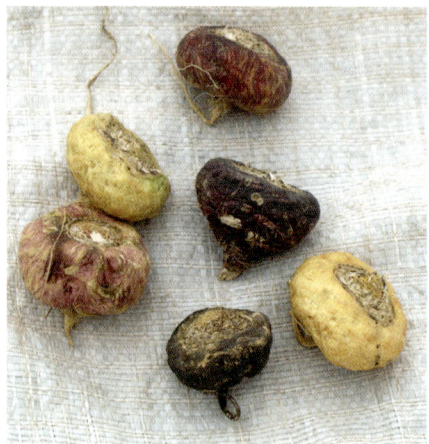

*Wer sich mit Maca beschäftigt, der ist darüber er-*
*staunt, dass die Farben der Wurzeln von Weiß über*
*Rot, bis hin zu Schwarz reichen.*
Ja, das mag erstaunen. Aber noch mehr verwun-
dert, dass man aus den Samen ein und derselben
Pflanze Wurzeln aller Farbschattierungen erhält.
Das sagt uns: Nicht die Pflanze, sondern der Bo-
den des Anbaugebiets ist vornehmlich für die
Farbgebung zuständig. Aber im Durchschnitt ist
es so, dass etwa 55 Prozent aller Knollen gelb sind.
Es gibt aber auch Gebiete, wo die schwarzen über-
wiegen. Generell aber haben wir in Peru eine gute
Durchmischung.

*Gibt es je nach Farbe auch unterschiedliche Wirkungen?*
Die gelben Knollen haben eine höhere Konzentration an Vitamin A, die roten
sind stärker antioxidant, die schwarzen haben einen höheren Gehalt an Kalium, Eisen, Mangan und Phosphor.

*Die WHO hat 1991 den dringenden Appell an Peru gerichtet, mangelernährte*
*Menschen mögen mehr Maca konsumieren. Kann Maca auch in Europa ein*
*Thema sein, wo doch viele Menschen an Übergewicht leiden?*
Ein gesunder Mensch nimmt durch Maca nicht zu. Wobei ihm die Wurzel
sehr wohl helfen kann, ist bei seiner allgemeinen Kräftigung, die sich aber
nicht in einer Gewichtzunahme äußert.

**Dr. Angelika Prentner**

## Maca verleiht Energie und spendet Kraft

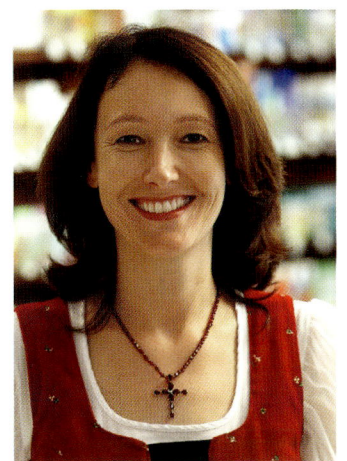

*Sie haben einige Zeit in Südamerika gelebt und dort auch wissenschaftlich über Heilpflanzen gearbeitet. Sind Sie dabei auch auf Maca gestoßen?*
Mein Forschungsgebiet in Südamerika war das bekannte Chaco-Gebiet, das sich über Bolivien, Paraguay und Argentinien erstreckt. Das Chaco-Gebiet ist ein Trockenwaldgürtel mit wüstenähnlichem Klima. Die Maca-Wurzel kommt in diesem Gebiet nicht vor, da das Klima dort zu heiß ist. Die Wurzel wächst im Andengebiet auf einer Höhe von 2500 bis 4000 Meter.

*Welche Rolle spielt die Pflanze im Alltagsleben der Indios?*
Für die Indios, die in den Anden auf dieser Höhe leben, gehört die Maca-Wurzel zu den Grundnahrungsmitteln wie Getreide, Bohnen oder Gemüse und versorgt sie mit den lebenswichtigen Mineralstoffen, Vitaminen, Eiwei-

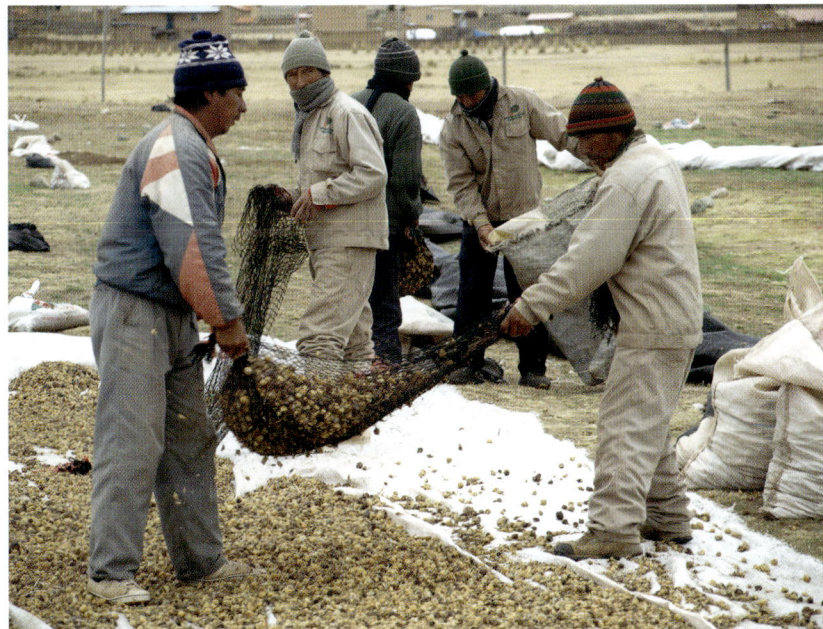

*Sortieren in Größen*

57

ßen, Fetten und Kohlenhydraten. Frisch geerntet werden sie wie Süßkartoffeln gekocht oder gebraten. Die Wurzel wird aber auch in getrockneter Form gelagert und bei Bedarf mit Milch oder Wasser zu einem Brei verarbeitet, oder es wird daraus Marmelade oder Pudding gemacht. Die zweite wichtige Bedeutung hat die Wurzel in der Medizin der Indios.

*In den USA und Europa wird Maca vornehmlich wegen ihrer sexuellen Kräftigung geschätzt.*
Studien haben bewiesen, dass Maca das hormonelle System ins Gleichgewicht bringen kann, anregend, belebend, stärkend wirkt sowie Energie und Kraft gibt. Es ist neben seiner Wirkung als Aphrodisiakum und bei sexuellen Problemen ein Immunstimulans, das in Peru bei Anämie, Tuberkulose, Magenkrebs, Sterilität, Menstruations- und Wechselbeschwerden eingesetzt wird. Deshalb glaube ich, dass die Wirkung der Wurzel als Heilmittel eine weitaus größere Bedeutung hat als nur die Reduktion auf sexuelle Kräftigung oder Kinderwunsch.

*Maca bietet also eine breite Einsatzmöglichkeit – macht das die Pflanze in Europa nicht verdächtig, für alles und nichts zu sein?*
Nein, viele Pflanzen haben unterschiedlichste Wirkgebiete und Verwendungen. Dies macht die Wirkung einer Pflanze im Gegensatz zu einem modernen Arzneistoff aus. Ein einzelner Arzneistoff greift im Körper an einem bestimmten Wirkort an und wirkt genau dort. Eine Pflanze enthält viele Wirkstoffe – Hauptwirkstoffe und Nebenwirkstoffe. Das Zusammenwirken dieser Stoffe ergibt dann die volle Wirkung. Eine Pflanze, wie Maca, die stärkende und nährende Inhaltsstoffe besitzt, wird immer den gesamten Organismus stärken, je nach Notwendigkeit einmal stärker und einmal schwächer. Dazu kommt noch, dass Maca auch pflanzliche Hormone enthält, die ausgleichend wirken können.

*Warum kann man Maca als Energiebooster bezeichnen und wie kann man diese Wirkweise auch einem Laien verständlich machen?*
Maca enthält neben Eiweißen, Kohlenhydraten und pflanzlichen Fetten, die für die Energiegewinnung des Körpers eine große Rolle spielen, auch viele lebenswichtige Mineralien und Spurenelemente und dies in einer hohen Konzentration. Diese pflanzlichen Inhaltsstoffe werden von unserem Körper wesentlich besser aufgenommen und verarbeitet als synthetisch hergestellte Wirkstoffe, da sie etwas Natürliches sind und vom Körper als solches erkannt werden. Deshalb ist die Wirkung auch stärker und besser.

58

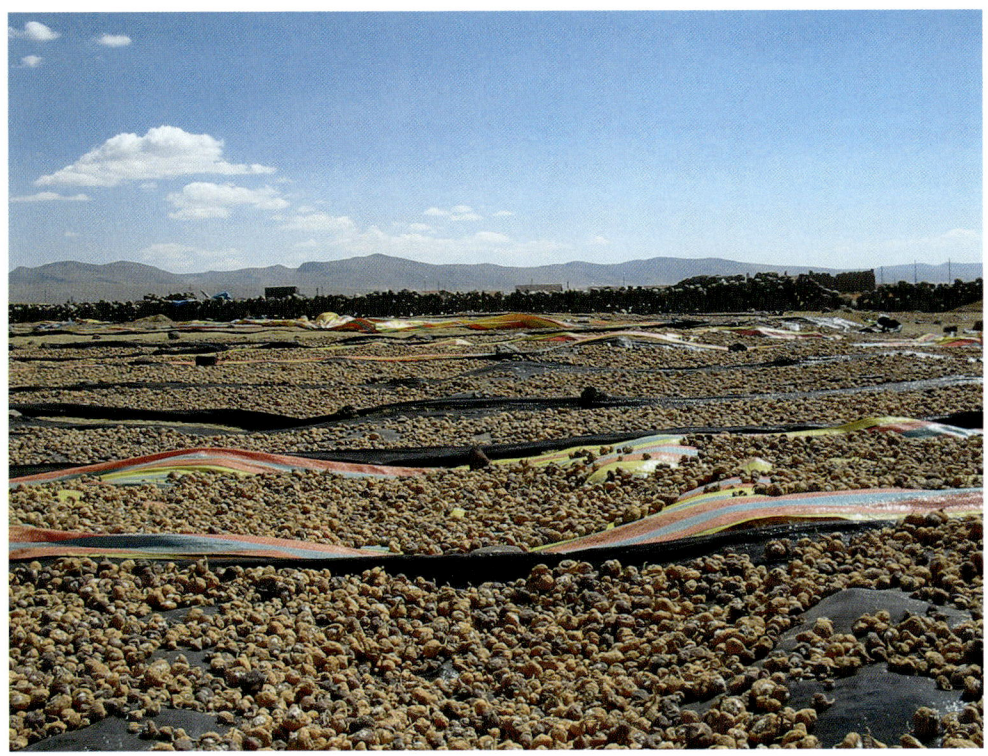

*Wenn Maca bei uns in pulverisierter Form auf den Markt kommt – wie viel hat* *Trocknung*
*es dann gegenüber der ursprünglichen Frucht an Wirkung verloren?*
Dies hängt von der Verarbeitung im Ursprungsland ab. Ist die Wurzel schonend
und richtig verarbeitet worden, bleibt die ursprüngliche Wirkung weitestge-
hend erhalten, weil die Wirkstoffe und Nährstoffe nicht zerstört wurden.

*Maca ist kein Hormon und doch erhöht es den Hormonspiegel – wie funktio-*
*niert das?*
Maca enthält pflanzliche Hormone, die in das hormonelle System unseres
Körpers schonend eingreifen und es so ins Gleichgewicht bringen können.

*Man sagt, Maca wirkt als Adaptogen. Was versteht man darunter?*
Adaptogene erhöhen die Anpassungsfähigkeit unseres Körpers gewissen
Situationen gegenüber. Wirkt eine Pflanze stressadaptogen, heißt dies, dass
der Körper sich besser an Stresssituationen anpassen kann und besser damit umgehen kann. Der Organismus oder die Nerven werden gestärkt, sodass man nicht so schnell ausgelaugt, gestresst oder nervös wird.

**59**

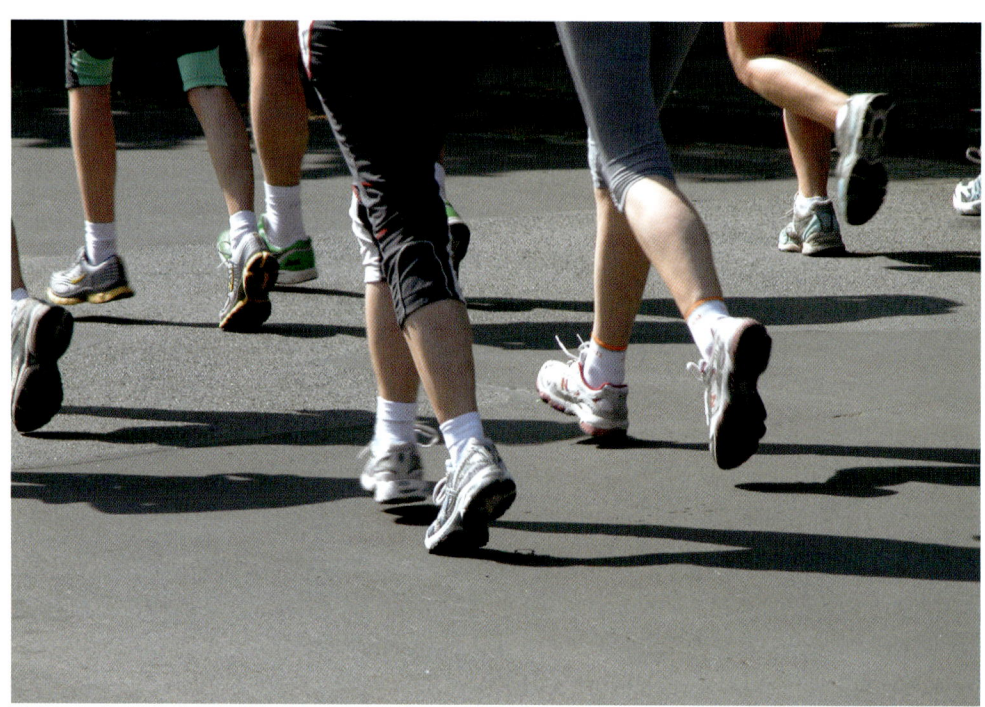

*Welchen Personen mit welchem Krankheitsbild empfehlen Sie wie lange die Einnahme von Maca?*

Maca sollte von all jenen eingenommen werden, die energie-, kraftlos, müde sind, unter Stress oder Depressionen leiden und deren Immunsystem dadurch geschwächt ist. Die Wurzel wirkt aber auch sehr gut, wenn man seine Vitalität, Ausdauer und Leistung, wie z.B. im Sport, erhöhen möchte. Das Immunsystem und die Regenerationsfähigkeit werden erheblich verbessert.

Die Einnahmedauer hängt von den jeweiligen Beschwerden und deren Stärke ab. Die Wirkung baut sich über längere Zeit kontinuierlich auf. In jedem Falle sollte die Wurzel aber über mindestens drei Monate in einer Art Kur eingenommen werden. Sie kann aber auch über eine längere Zeit eingenommen werden.

Die Anfangsdosis kann vier bis sechs Kapseln á 500 mg betragen, danach sollte man auf zwei bis drei Kapseln täglich reduzieren.

*Hat Maca Nebenwirkungen?*

Wenn die Kapseln in der richtigen Dosierung eingenommen werden, sind mir keine Nebenwirkungen bekannt.

**Prof. Dr. Jürgen Spona**

## Tiefe Einsichten in die innere Struktur

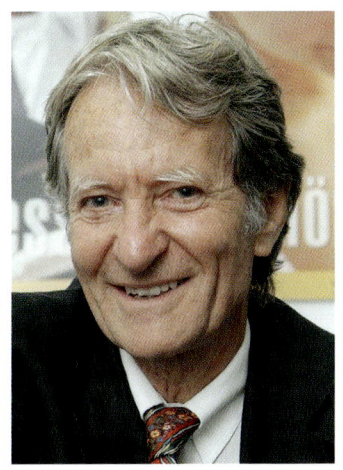

*Welche Inhaltsstoffe sind es, die Maca so wirksam machen?*
Wichtige Inhaltsstoffe sind mehrfach-ungesättigte Fettsäuren, Vitamine ($B_1$, $B_2$, $B_{12}$, C, E), die Mineralien Eisen,
Kalzium, Magnesium, Zink sowie Jod, Phosphor und die
sekundären Pflanzenstoffe Alkaloide, Beta-Ecdyson, Saponine, Tannine, Stigmasterol, Sitosterol, Lipide, p-Methoxybenzyl-Isothiocyanat, Glucosinolate. Der hohe Eiweißan-
teil in Maca liefert bei der Einnahme alle essentiellen Aminosäuren (Arginin, Histidin, Isoleucin, Leucin, Lysin, Methionin, Phenylalanin,
Threonin, Tryptophan und Valin) und viele nicht essentielle Aminosäuren
(Asparaginsäure, Glutaminsäure, Glycin, Serin, Prolin, Hydroxy-Prolin und Tyrosin).

*Was bewirken nun die Aminosäuren?*
Sie haben wichtige Einzelwirkungen, die sich in der Verwendung von Maca
zur Verbesserung der körperlichen Performance, bei Fertilitätsstörungen, zur
Verbesserung der Zahl und Mobilität von Spermien, in der Verwendung bei
erektiler Dysfunktion und als Immunstimulans, zur Herstellung der hormonellen Balance sowie zur Erleichterung der Wechseljahrbeschwerden wider-
spiegelt.

*Wenn wir nun die einzelnen Aminosäuren durchgehen – was bewirkt
Arginin?*
Arginin wird als natürliches Viagra bezeichnet. Es ist die Ausgangssubstanz
für NO (Stickstoffmonoxid). In den Blutgefäßen ist es immens wichtig und
unverzichtbar. Es erweitert die Gefäße, senkt auf diese Art gleich nebenbei
zu hohen Blutdruck und verhindert das Zusammenklumpen der Blutzellen.
Diese beiden Eigenschaften gemeinsam machen es zu einer ausgezeichne-
ten Waffe im Kampf gegen die Arteriosklerose, also die Gefäßverkalkung.
Nebenbei reduziert es noch das „schlechte" LDL-Cholesterin. Die gefäßer-
weiternde und durchblutungsfördernde Wirkung erstreckt sich übrigens
natürlich auch auf die Geschlechtsorgane, wo es eben dann im Sinne von
Viagra wirkt. Es verbessert außerdem die Anzahl der Spermien und deren
Beweglichkeit.

*61*

Es ist auch sehr wichtig für die Immunologie, da es ein wichtiges Molekül bei den natürlichen Killerzellen ist. Diese Zellen bekämpfen zum Beispiel eingedrungene Viren. Arginin stimuliert die Ammoniakentgiftung und ist, zusammen mit Glycin, an der Bildung von Kreatin und DNA beteiligt. Arginin fördert auf natürliche Weise die Ausschüttung des Wachstumshormons. Arginin nimmt eine wichtige Stellung bei der Harnstoffbildung und beim Ammonikabbau ein. In der frühen Regenerationsphase nach intensiver körperlicher Tätigkeit muss daher Arginin in ausreichender Menge vorhanden sein.

*Und Histidin?*

Histidin wird allgemein als sogenannte semi-essentielle Aminosäure bezeichnet, da sie in ganz geringen Mengen vom Körper selbst produziert werden kann. Diese Mengen sind aber bei weitem nicht ausreichend und der Organismus kann das Fehlen dieser Aminosäure nur sehr kurzfristig überbrücken.

Histidin ist zudem ein sehr wichtiger Baustein des Hämoglobins, also des roten Blutfarbstoffs und als 3-Methyl-Histidin ein Hauptbaustein der Muskelproteine Myosin und Aktin, die am kontraktilen Apparat der Muskeln ursächlich beteiligt sind. Ferner bildet es Histamin. Dieses bewirkt eine Kontraktion der glatten Muskulatur von Lunge, Gebärmutter und Verdauungstrakt, durch eine Entspannung der glatten Muskulatur der Blutgefäße, und führt daher zu einer Erweiterung derselben. Außerdem fördert Histamin die Salzsäurebildung im Magen und trägt so zur Verdauung, speziell der Proteine, bei. Ganz wichtig ist Histamin auch bei Wunden und Verletzungen, da es ein Enzym Hyaluronidase aktiviert, das als Gewebekitt fungiert. Histidin kann auch Schwermetalle binden und auf diese Art aus dem Körper schaffen.

*Und Lysin?*

Lysin unterstützt in besonderer Weise unsere Knochen, indem es die Kalziumaufnahme und Speicherung forciert. Dies ist natürlich in Hinblick auf Osteoporose ein sehr bemerkenswerter Effekt. Zusätzlich bestehen die Quervernetzungen der Kollagenfasern untereinander ebenfalls aus einem Stoff, der sich von Lysin herleitet. Lysin ist also allein schon für unseren Stützapparat unentbehrlich. Auch beim Aufbau des Bindegewebes ist Lysin stark beteiligt.

Aus Lysin wird gemeinsam mit Methionin Carnitin gebildet. Seine biochemische Funktion ist der Transport von Fettsäuren. Eine weitere tolle Eigenschaft von Lysin ist seine Wirksamkeit bei der Behandlung von Herpes-Infektionen. Dieser Effekt ist schon länger bekannt und lässt auf eine allgemeine Stimulierung des Immunsystems schließen. Dies wird auch durch einige Untersuchungen bestätigt.

*Und Methionin?*

Methionin ist eine schwefelhaltige, essentielle Aminosäure. Unter den schwefelhaltigen ist sie zweifellos die wichtigste, da sie dem Körper am meisten Schwefel zur Verfügung stellt. Das verleiht dem Methionin die chemische Voraussetzung als Initiator jeder Synthese, für mehr als 50.000 verschiedene Proteine zu wirken. Daher spielt Methionin eine ganz entscheidende Rolle bei der Weitergabe des genetischen Codes. Und es ist damit im Grunde unerlässlich für die Information an den Körper, wo welches Protein gerade wie gebraucht wird.

*Und Phenylalanin?*

Phenylalanin ist eine essentielle Aminosäure, die in zweifacher Hinsicht verwendet wird. Einerseits wird sie in Tyrosin umgewandelt und andererseits selbst zum Proteinaufbau verwendet. Entsprechend seinem hauptsächlichen Wirkungsmechanismus ist Phenylalanin im Gehirn besonders hoch konzentriert, weil es, im Gegensatz zu den meisten anderen Substanzen, leicht in das Gehirn eindringen, also die strenge Blut-Hirn-Schranke überwin-

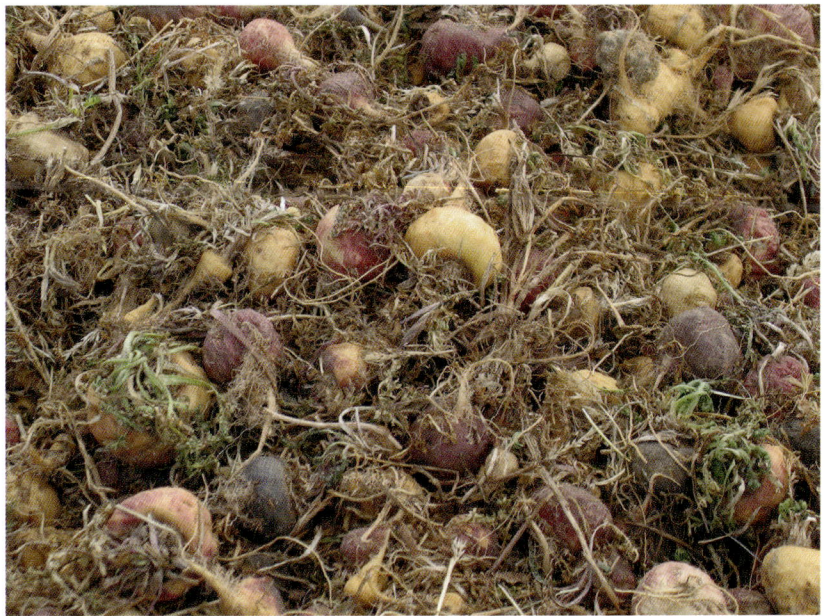

den kann. Dort ist es an der Bildung vieler Substanzen beteiligt, die unsere Stimmung, das Gedächtnis und unsere Lernfähigkeit bestimmen. Zusätzlich ist es noch Ausgangsmaterial für so wichtige Stoffe wie ACTH, einem Hormon, das den Großteil des Hormonhaushalts der Nebenniere regelt, genau gesagt die Cortisol- und Adrenalinausschüttung. Es ist auch prominent an der Bildung von Insulin beteiligt.

*Und Threonin?*
Threonin ist eine essentielle Aminosäure, wirkt vordergründig nicht ganz so spektakulär wie andere essentielle Aminosäuren, ist deswegen aber nicht weniger wichtig. Das mag einerseits daran liegen, dass Threonin an sehr vielen enzymatischen Reaktionen beteiligt ist, die in allen Konsequenzen noch gar nicht voll erforscht sind. Viele Enzyme bestehen aus einem Proteingerüst, das aus Threonin und Serin besteht und noch eine Phosphatase angehängt hat.
Threonin reagiert aber auch gerne mit Fetten, hilft bei deren Verstoffwechselung und verhindert auf diese Art eine Fettanlagerung in der Leber. Eine sehr wichtige Funktion hat Threonin im Rahmen des Immunsystems. Threonin erhöht die Immunantwort und fördert die Bildung von Antikörpern. In Zeiten eines besonders hohen Energiebedarfs kann Threonin auch zur Glukosegewinnung in der Leber beitragen.

*Und Tryptophan?*
Tryptophan ist eine essentielle Aminosäure und die Vorstufe des Botenstoffes Serotonin, des Melatonins und des Vitamins $B_3$. Serotonin ist einer der Botenstoffe im Gehirn. Diese Botenstoffe sind an den Nervenendigungen (Synapsen) gelagert und warten dort auf ihren Einsatz. Serotonin regelt unsere Laune und Stimmung, den Schlafrhythmus, unseren Appetit und spielt auch eine wesentliche Rolle für unser Gedächtnis, das Lernen und hat Einfluss auf Herz und Kreislauf, gerade in Stresssituationen. Depressionen gehen fast ausnahmslos mit niedrigen Serotonin-Spiegeln einher. Niedrige Serotonin-Spiegel gehen in der Regel mit niedrigen Tryptophan-Spiegeln einher. Die zweite Substanz, die aus Tryptophan über Serotonin gebildet wird, ist das Melatonin. Es ist für den Tag-Nacht-Rhythmus verantwortlich und regelt unsere innere Uhr. Teilweise wird Tryptophan in Niacin umgewandelt und wirkt auf diese Art sogar noch als Vitamin. Es gehört zur Gruppe der B-Vitamine und nimmt damit eine ganz wichtige Funktion im Energiestoffwechsel der Zellen ein. Es ist das einzige der B-Vitamine, das im Körper selbst gebildet werden kann, unter der Voraussetzung, dass genügend Tryptophan zur Verfügung steht.

*Noch nicht erwähnt haben Sie Valin, Isoleucin und Leucin.*
Die drei sind essentielle Aminosäuren und ähneln einander in Struktur und Funktion. Sie werden wegen ihrer chemischen Struktur als verzweigtkettige Aminosäuren bezeichnet. In Sportlerkreisen, und dort haben sie wirklich ein breites Anwendungsfeld, werden sie als BCAA's (branched chain amino acids) bezeichnet. Sie sind in der Regel auch miteinander tätig und ihr Hauptarbeitsfeld sind die Skelettmuskeln. Sie sind der hauptsächliche Treibstoff für anabole, also für aufbauende Stoffwechselreaktionen.

*Bei den nicht essentiellen Aminosäuren haben Sie Glycin erwähnt. Wofür sind sie verantwortlich?*
Glycin ist die kleinste und am einfachsten strukturierte Aminosäure. Sie ist eine nicht essentielle Aminosäure, die aus einigen anderen gebildet werden kann. Die Hauptlieferanten sind Threonin und Serin. Glycin ist ein wichtiger Baustein von Proteinen. Es ist von der Aminosäurenseite her der prominenteste Bestandteil von Kollagen, das immerhin fast ein Drittel des gesamten, im Körper vorkommenden Proteins ausmacht. Davon ist wiederum fast ein Drittel Glycin. Kollagen bildet die Grundlage für Knochen, Knorpel, Bindegewebe und die Haut. Seine Wichtigkeit in diesen Strukturen erklärt auch seine Bedeutung im Rahmen der Wundheilung. Besonders gut funktioniert diese übrigens noch mit Hilfe von Arginin. Diese Paarbeziehung kommt noch einmal bei der Bildung von Kreatin zum Tragen. Dieser Stoff ist zu 95 Prozent im Muskel gespeichert und bildet dort die Reserve für die Bildung von ATP zwecks Energiebereitstellung. Es ist auch ein wichtiger Bestandteil der Nukleinsäuren, die ihrerseits wieder der Hauptbestandteil der DNA und damit der genetischen Information sind.

*Und Serin?*
Auch Serin ist eine nicht essentielle Aminosäure. Es ist Bestandteil der Myelinhüllen von Nervenfasern und wichtiger Proteine im Gehirn. Eines dieser Proteine ist Phosphatidylserin. Lern- und Gedächtnisleistungen sowie Konzentrationsfähigkeit können dadurch signifikant verbessert werden. Wie Glycin ist Serin essentiell an der Synthese und Zusammensetzung der DNA beteiligt und dort unerlässlich. Serin kann auch im Kohlenhydrat-Stoffwechsel helfend eingreifen. Es kann, wie Glukose, zu Pyruvat abgebaut und damit zur Energiegewinnung über den Zitronensäure-Zyklus verwendet werden. Es ist ein wichtiger Bestandteil von Trypsin und Chymotrypsin, die in der Bauchspeicheldrüse gebildet werden und Proteine aufspalten können, also eine wichtige Rolle in der Eiweiß-Verdauung spielen.

*Und Tyrosin?*

Auch Tyrosin ist eine nicht essentielle Aminosäure, da sie aus Phenylalanin hergestellt werden kann. Falls nicht genügend Phenylalanin zur Verfügung steht oder der Abbauweg von Phenylalanin blockiert ist, wird Tyrosin selbst aber zur essentiellen Aminosäure. Das heißt, dass der Körper es unbedingt braucht. Sein vielleicht wichtigster Job ist die Bildung von Adrenalin. Das ist das Hormon, das uns in Alarmbereitschaft versetzt und es uns ermöglicht, auf Stress beziehungsweise auf fordernde Außenreize adäquat zu reagieren. Tyrosin ist auch eine der Aminosäuren, die sehr erfolgreich freie Radikale abwehren können. Aus Tyrosin wird nämlich Melanin gebildet, jenes Pigment, das unsere Haut bei Sonnenbestrahlung braun werden lässt. Überall in unserer Haut gibt es Zellen, sogenannte Melanocyten, die für die Pigmentierung, also letztendlich für die Farbe der Haut, Augen und Haare verantwortlich sind. Diese haben aber noch etwas Spielraum und können bei Bedarf weitere Pigmente erzeugen. Dieser Bedarf ist vor allem dann gegeben, wenn die Haut starker UV-Bestrahlung ausgesetzt ist. Die Haut wird dann braun und kann sich, und da vor allem ihre elastischen Fasern, auf diese Art vor den schädlichen freien Radikalen schützen.

*Und Asparagin?*

Asparaginsäure und Asparagin sind nicht essentielle Aminosäuren. Zusammen mit Glutamin und Glutaminsäure spielen sie eine wichtige Rolle bei der Energiegewinnung in den Mitochondrien. Mitochondrien sind die „Kraftwerke" der Zellen, also die Zellstrukturen, in denen zugeführte Nahrung in für den Körper brauchbare Energie verwandelt wird. Asparaginsäure ist eine der beiden Ausgangssubstanzen für den Bau von Pyrimidin, das seinerseits wiederum ein unerlässlicher Bestandteil der DNA, also des Trägers der Erbsubstanz ist. Asparagin und Asparaginsäure sind in relativ hoher Konzentration im Gehirn vorhanden. Sie wirken dort als Neurotransmitter, also als Überträgerstoffe zwischen den Nervenzellen, wobei Asparaginsäure beschleunigend wirkt, während Asparagin eher für die Balance zwischen beschleunigend und hemmend zuständig ist. Außerdem spielen beide eine große Rolle bei der Entgiftung von Ammoniak, indem sie ihn unschädlich machen und in den Harnstoffstoffwechsel einschleusen. Harnstoff ist das Endprodukt des Eiweiß-Stoffwechsels und enthält die Bestandteile, die der Körper nicht mehr verwerten kann.

*Und Glutamin?*

Auch Glutamin und Glutaminsäure sind nicht essentielle Aminosäuren. Beide sind im Körper reichlich vorhanden und haben dementsprechend viele verschiedene Aufgaben. Glutaminsäure wird zum Proteinaufbau, zur Bildung von Glutathion, anderen Aminosäuren und GABA (Gamma Amino-Buttersäure) verwendet. Glutamin, Glutaminsäure und GABA bilden bezüglich des Hirnstoffwechsels ein Dreigestirn, indem Glutaminsäure anregend auf die Nervenzellen wirkt, GABA beruhigend und Glutamin als Treibstoff fungiert. Bei großem Stress und starker körperlicher Belastung ist der Glutaminbedarf besonders groß. Auch Glutamin ist eine der Aminosäuren, über das der giftige Ammoniak abgebaut wird.

Außerdem kann es den Säure-Basen-Haushalt regeln.

*Und Alanin?*

Alanin ist eine nicht essentielle Aminosäure, die sowohl aus den verzweigtkettigen Aminosäuren als auch aus Pyruvat, das aus dem Kohlenhydrat-Stoffwechsel kommt, hergestellt werden kann. Es ist hauptsächlich in den Muskeln lokalisiert. Je nach Bedarf transportiert es Aminosäurenreste aus dem Muskel ab, oder Glukose als Energiezufuhr hin und pendelt auf diese Art zwischen Leber und Muskel hin und her. Falls der Blutzucker-Spiegel abfällt und keine aktuellen Kohlenhydrate zur Verfügung stehen, greift der Körper auf die Muskeln zurück, wo dann Alanin mobilisiert wird. Dieses wird dann zur Leber transportiert, wo es in Glukose umgewandelt und dann dem Muskel wieder als Energiereserve zur Verfügung gestellt wird. Dieser Effekt ist speziell bei allen Ausdauerleistungen wichtig.

*Und Prolin?*

Prolin ist eine nicht essentielle Aminosäure, aber essentiell für Haut, Haare, Bindegewebe und Knochen. Beim Abbau entsteht Hydroxyprolin. Dieser Stoff ist ein reines Abbauprodukt, der Körper kann nichts mehr damit anfangen. Wenn dieser Stoff aber gehäuft im Harn erscheint, gibt das entscheidende Hinweise darauf, dass z.B. vermehrter Knochenabbau im Rahmen einer Osteoporose stattfindet. Es gibt auch vereinzelte Hinweise, dass Prolin den Herzmuskel schützen und Arteriosklerose verhindern soll.

*Welche Maca-Wirkungen sind durch seine sekundären Pflanzenstoffe erklärbar?*

Beta-Sitosterol ist ein Phytosterol und hat östrogenähnliche Wirkung und bewirkt somit eine Verbesserung von Wechselbeschwerden und verbessert die Hautqualität in der Menopause. Weitere positive Östrogenwirkungen bei der klimakterischen Frau sind eine Osteoporose-Schutzwirkung, Senken des LDL- und Gesamtcholesterins sowie Anstieg des HDL. Beta-Sitosterol hat auch eine positive Wirkung auf das Immunsystem. Es hat eine antientzünd-

*67*

liche Wirkung und fördert die Funktionen der Lymphozyten, besonders der T-Helfer-Zellen. Beta-Sitosterol kann außerdem einer Immunschwäche bei starker anhaltender Körperbelastung vorbeugen. Es trägt weiter dazu bei, die Blutzucker- und Insulin-Werte bei Diabetes mellitus Typ II zu normalisieren. Beta-Sitosterol wirkt auch auf das Muskel-Skelett- und das Atmungs-System ein. Beta-Sitosterol kann bestimmte Enzyme hemmen und so der Umwandlung von Testosteron zu Dihydrotestosteron und Östradiol vorbeugen. Vermutlich können auf diesem Wege auch die Beschwerden durch eine vergrößerte Prostata beeinflusst werden. Beta-Sitosterol-Glykosid hat ähnliche Wirkungen wie Beta-Sitosterol.

Beta-Ecdyson hat eine anabole Wirkung, Saponine haben u.a. stärkende, entzündungshemmende, harntreibende, schleimtreibende und schleimlösende und hormonstimulierende Eigenschaften. Stigmasterol ist ein Phytosterol, es regt den Eisprung an, fördert die Menstruation und hat progesteronähnliche Wirkung.

Es wird ihm auch eine cholesterininhibierende Wirkung zugeschrieben. p-Methoxybenzyl-Isothiocyanat hat eine aphrodisierende, libidostimulierende Wirkung. Glucosinolate besitzen antioxidative Fähigkeiten. Sie können schädlich wirkendes Aflatoxin beseitigen. Das ist ein von Pilzen gebildeter giftiger Stoff (Mykotoxin), der sich u.a. bei der schlechten Lagerung von Erdnüssen oder Kartoffeln bilden kann.

Isothiocyanate, die zu den Abbauprodukten der Glucosinolate gehören, haben antioxidative Fähigkeiten.

**Dr. Hartmut Baltin**

## Qualitätssprünge, an die man nicht mehr geglaubt hat

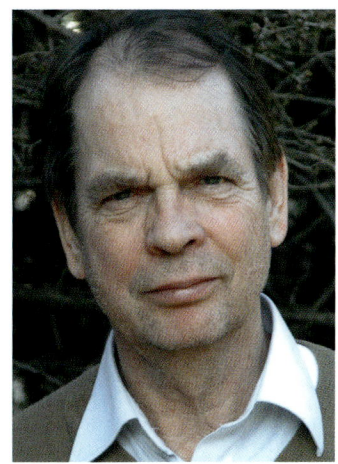

*Sie bezeichnen sich als Komplementärmediziner. Warum haben Sie sich gerade in diese Richtung entwickelt?*
Während meiner früheren Tätigkeit als Krankenpfleger habe ich schon sehr bald die Grenzen der modernen Medizin kennen gelernt. Später, an der Universität, habe ich mich dann mit Fächern und Methoden beschäftigt, die während des Studiums nicht vorgetragen wurden. Damit war mein Weg auch schon vorgezeichnet. Und nach meinem Staatsexamen hatte ich dann einen Chef, der meine Interessen nicht nur geduldet, sondern gefördert hat.

*Was ist nun die Komplementärmedizin?*
Das ist eine Medizin, die versucht, die verschiedenen Denkansätze und Lehrgebäude miteinander zu verknüpfen. Das heißt, die moderne Chirurgie, die moderne Diagnostik oder die moderne Pharmakologie, aber auch andere Bereiche der modernen Medizin werden unvoreingenommen und gleichberechtigt neben althergebrachte und bewährte Heil- und Diagnoseverfahren gestellt. Mit anderen Worten: Wir haben eine technisch sehr weit entwickelte Medizin, mit der man unglaublich viel erreichen kann. Was dabei aber zu kurz kommt, ist das, was seit Jahrtausenden in verschiedenen Kulturen praktiziert wurde. Der oberste Grundsatz der Komplementärmedizin lautet: Es gilt nur das, was hilft. Wobei der Schaden-Nutzen-Quotient als Kriterium gilt. Der Nutzen für den Patienten muss möglichst groß sein und der Schaden möglichst klein. Dieses Prinzip kommt heute in vielen Bereichen aber viel zu kurz.

*Einer Ihrer Schwerpunkte ist die „biologische Krebstherapie". Was versteht man darunter?*
Man versteht darunter, dass der Komplementärmediziner verschiedene Ursachen, die zu einer Erkrankung geführt haben, in seiner Behandlung berücksichtigt. Denn es ist ja der ganze Mensch erkrankt und er ist in seiner Regulationsfähigkeit auf verschiedenen Ebenen gestört. Der Tumor ist schließlich das Endresultat aus psychischen und physischen Entgleisungen,

*69*

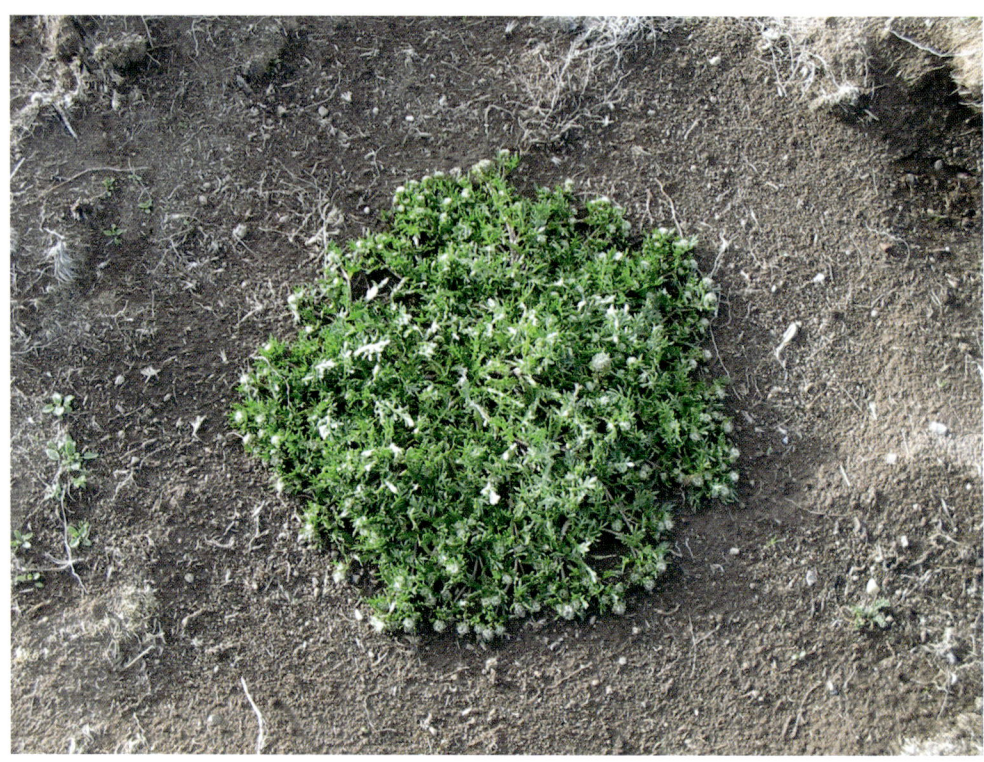

die in ihrer Komplexität oft schwer greifbar sind. Wird nun diese Komplexität nicht berücksichtigt und versucht man nur den Tumor mittels Bestrahlung oder Chemotherapie zu bekämpfen, dann führt dieser Weg allein meist in die Sackgasse. Deshalb versucht man in der „biologischen Krebstherapie" diese Regulationsfähigkeit mit unterschiedlichen Methoden auf den verschiedenen Ebenen wieder herzustellen. Um nun zum Ziel zu kommen, greife ich neben einer medizinischen Basis- oder Milieutherapie auf Mittel zu, welche die Homöostase wieder so reguliert, dass eine Heilung überhaupt ermöglicht wird und nicht nur eine Symptombeseitigung stattfindet. Und das sind sehr häufig pflanzliche Präparate. Um dabei früher zu einer besseren Grundausstattung im hormonellen System zu gelangen, ziehe ich ganz gerne Maca bei.

*Wie lange verabreichen Sie Maca?*
Das hängt natürlich sehr stark vom jeweiligen Krankheitsbild ab. Aber ich habe gute Erfolge bei Behandlungen von mindestens zwei, drei Monaten erzielt.

*Geben Sie Maca nur bei bestimmten Krebserkrankungen, wie etwa bei Prostata- und Gebärmutterhalskrebs?*
Nein. Ich unterscheide zunächst einmal nicht nach den einzelnen Krebserkrankungen. Denn vor allem geht es mir um die Stärkung der Leber, die ja das wesentlichste hormonelle Organ ist – und das gilt es zu stärken.

*Wo setzen Sie Maca noch ein?*
Hervorragende Erfolge habe ich bei Frauen beobachtet, die depressiv oder die frigide sind. Auch bei Frauen, deren Hormonhaushalt sich durch Schwangerschaften verändert hat. In solchen Fällen kommt es rasch zu einer hormonellen Stabilisierung. Wenn man gar nichts verabreicht, dann kann es sein, dass die zunächst übergangenen Probleme, die man auch überwindet, mit dem Klimakterium plötzlich ganz massiv aufbrechen. Ich gebe Maca aber auch gerne Männern zur allgemeinen Vitalisierung – auch diese haben ein Klimakterium, auch wenn dieses immer noch ein Tabu-Thema ist. Das Nachlassen der Potenz ist eine Störung, unter der viele Männer zu leiden haben. Ganz generell muss man sagen: Der Mensch ist nicht oder zu wenig darauf vorbereitet, dass irgendwann seine Spannkraft nachlässt. Und das meine ich jetzt nicht nur im sexuellen Bereich, sondern ganz allgemein. Und so arbeiten viele auch im fortgeschrittenen Alter im selben Rhythmus weiter wie früher. Die Folge davon: Es treten Krankheiten nur deswegen auf, weil jemand keine Rücksicht auf seinen Körper nimmt. Ich kann doch als 60-Jähriger nicht so arbeiten wie ein 40-Jähriger. Ich muss also eine vernünftige Arbeitseinteilung finden und zudem muss ich etwas dafür tun, dass ich weiterhin leistungsfähig bleibe. Und da hilft Maca und auch der Reishi-Pilz, der in der Traditionellen Chinesischen Medizin als „Pilz des langen Lebens" bezeichnet wird, in wunderbarer Weise. Sie machen als Energielieferanten das Leben wieder reicher.

*Themenwechsel. Wir wissen, dass etwa die Hälfte aller vom Arzt verschriebenen Pillen nicht eingenommen werden, sondern im Müll landen. Haben Produkte wie Maca oder Reishi diesbezüglich eine höhere Akzeptanz ?*
Das ist zunächst einmal ein Problem der Aufklärung. Lassen Sie mich das darlegen: Wenn ich ein Auto kaufe, dann wird mir dies bis in alle Einzelheiten erläutert. Wenn ich einen Anzug kaufe, dann wird mir der Stoff erklärt und auch die Marke. In einem Medizinbetrieb muss der Patient weitgehend ohne Erklärungen auskommen. Ich formuliere etwas spitz: Krankheiten werden lediglich verwaltet. Freilich: Dem Arzt bleibt auch gar nichts anderes übrig, denn er hat ganz generell zu wenig Zeit. Daran ist aber nicht der Arzt, sondern das System schuld – und das ist in Deutschland nicht anders

als in Österreich. Wenn ein Arzt oft bis zu 80 Patienten an einem Tag durch seine Praxis schleusen muss, dann kann er dem 81. Patienten, der mit Bluthochdruck kommt, kaum noch die notwendige Aufmerksamkeit schenken. Auch der beste Arzt kann nur mehr darauf achten, dass der Blutdruck richtig eingestellt wird – das macht er mittels Tabletten. Wenn der Patient aber Nebenwirkungen, etwa Müdigkeit verspürt, dann setzt er die Tabletten ab, vorausgesetzt, er hat mittlerweile seinen Blutdruck wieder geregelt. Und den Arzt sucht er erst wieder auf, wenn es ihm wieder schlechter geht. Wenn ich als Komplementärmediziner aber solch einen Patienten vor mir habe, dann schaue ich mir an, was der Patient für ein vegetativer Typ ist. Zudem beobachte ich, in welcher Jahreszeit, in welcher Situation der Blutdruck steigt. Und dann verschreibe ich ihm das Medikament ganz gezielt und auch zeitlich begrenzt. Damit er auch nicht versucht wird, die Tabletten wegzuwerfen.

*Dosieren Sie Maca ebenso?*
Nein, denn bei Maca muss man dem Patienten erst einmal klar machen, dass man überhaupt erst nach frühestens vier Wochen eine allgemeine Kräftigung verspürt. Und dann kommt bei Maca noch eines dazu. Die Menschen, vor allem im fortgeschrittenen Alter, machen einen Vitalitätssprung, an den sie in den letzten 20 Jahren nicht mehr geglaubt haben. Und das ist dann natürlich eine zusätzliche Motivation. So kann es freilich auch sein, dass jemand die Maca-Kapseln nach einiger Zeit wieder weglässt – aber wenn er merkt, dass er erneut schwächer wird, greift er von selber wieder dazu. Das ist meine Erfahrung.

## Friedrich Reuss, Diplomchemiker und Assessor d. L.

## Mehr als nur ein funktionelles Nahrungsmittel

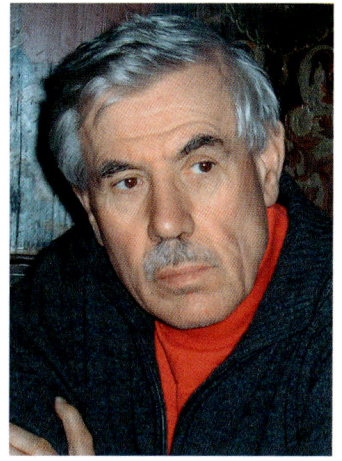

*Wo reihen Sie als Diplomchemiker und vereidigter Sachverständiger für Sportlererernährung und allgemeine diätetische Lebensmittel Maca ein? Unter funktionelle Lebensmittel, unter Nahrungsergänzungsmittel oder unter diätetische Lebensmittel?*

Um eine klare Zuordnung treffen zu können, muss man zunächst einmal die einzelnen Begriffe definieren, wobei man auch dazu sagen muss: Diese sind weltweit unterschiedlich und in den USA versteht man etwas anderes unter einem funktionellen Lebensmittel als in der EU. Wir wollen uns aber an Europa halten, wo derzeit alle Lebensmittel als „funktionell" verstanden werden, die durch ihre Inhaltsstoffe in einem außergewöhnlichen Maß ernährungsfördernd wirken. Und damit kann ein pflanzliches Produkt allein aufgrund seines Gehalts an Nährstoffen ein „funktionelles Lebensmittel" sein. Und das ist bei Maca, das einen über den reinen Ernährungszweck hinausgehenden Ernährungsnutzen hat, zweifelsohne der Fall.

*Wie sieht es aus mit der Klassifikation als Nahrungsergänzungsmittel?*

Auch hier möchte ich mit der Definition beginnen. Der EU-Gesetzgeber versteht unter Nahrungsergänzungen all jene Produkte, die durch eine gezielte und konzentrierte Zufuhr von konventionellen und sonstigen Stoffen einen nützlichen Beitrag zur Ernährung leisten. Die „Ernährung" wird dabei im modernen ernährungsmedizinischen Sinne verstanden, nämlich nicht nur im Sinne einer Deckung stofflicher Bedürfnisse, sondern zusätzlich im Sinne einer Förderung möglichst guter Leistungsfähigkeit sowie zur Erhaltung von Gesundheit und Lebensqualität bis ins hohe Alter.

Das Problem mit Maca liegt darin, dass der Gesetzgeber eine ganz klare messbare Analyse der Inhaltsstoffe verlangt. Und die gibt es bei Maca – keine Frage. Nur ist die Diskussion noch immer nicht abgeschlossen, welcher Stoff für welche Wirkung zuständig sind. Da fehlen einfach noch ausreichend wissenschaftliche Untersuchungen. Und solange dieser Aspekt nicht geklärt ist, ist eine Reihung in dieser Kategorie streng wissenschaftlich noch nicht zulässig. Aber in diesem Zusammenhang ist noch ein Aspekt wichtig:

Nachdem eben noch nicht völlig geklärt ist, welche Inhaltsstoffe zu welchen Ernährungswirkungen beitragen, sind Maca-Produkte auf der Basis der ganzen Knolle den einseitig hergestellten Extrakten vorzuziehen.

*Ist Maca als diätetisches Lebensmittel einzuordnen?*
Es handelt sich dabei um Produkte, die für sehr spezielle Lebensumstände konzipiert sind – etwa für intensive Muskelanstrengungen bei Sportlern. Diätetische Lebensmittel werden dann eingesetzt, wenn die gewünschte Zufuhr von Lebensmittelinhaltsstoffen mit einer besonderen Auswahl normaler Lebensmittel nicht mehr voll realisierbar ist. Auch diesbezüglich gibt es noch zu wenig zugängliche Studien, denn nicht wenige diesbezüglich relevante Untersuchungen liegen in Firmen, die Maca auf ihre Käuferschicht hin untersucht haben. Und diese sind der allgemeinen Wissenschaft oft nicht zugänglich.

*Wie wirkt Maca ihren Analysen nach?*
Wichtig ist, dass mit Maca keine Hormoneffekte erzielt werden, dass es aber dennoch positiv hinsichtlich der mentalen Liebesbereitschaft wirkt. Zudem kann Maca-Extrakt die beginnende Prostatahypertrophie des alternden Mannes diätetisch vermindern. Diätetisch wird es auch in der Menopause und unterstützend bei Osteoarthritis empfohlen. Zudem wurde ein schwacher diätetischer, blutdrucksenkender Effekt beobachtet.

# Kapitel 7

# Eine Pflanze
# in drei Farben

Es gibt Maca-Produkte am Markt, von denen Hersteller behaupten, sie seien nur aus gelben Maca-Knollen hergestellt worden. Wer die Arbeitsbedingungen im peruanischen Hochland kennt, der weiß, dass es sehr unwahrscheinlich, wenn nicht gar unseriös ist, mit solchen Behauptungen zu werben. Dazu kommt, dass ja gerade die unterschiedliche Zusammensetzung der einzelnen Sorten ist, die die effektive Wirkung ausmacht.

Tatsache ist, dass aus einer Mutterpflanze etwa 40 Prozent gelbe, 30 Prozent rote oder auch rot-violette und zwei Prozent schwarze Knollen kommen, die in ihren biologischen Wirkweisen unterschiedlich sind.

**Schwarze Maca:** Bei ihr ist die höchste Wirkung auf die Produktion von Spermien nachzuweisen.
**Rote Maca:** Hat positive Effekte bei Prostatavergrößerungen.
**Gelbe Maca:** Zeichnet sich durch höhere Konzentration an Glukosinolaten und größere Mengen an Glukose aus.
Gelbe und schwarze Maca haben einen höheren Eisengehalt als rote.

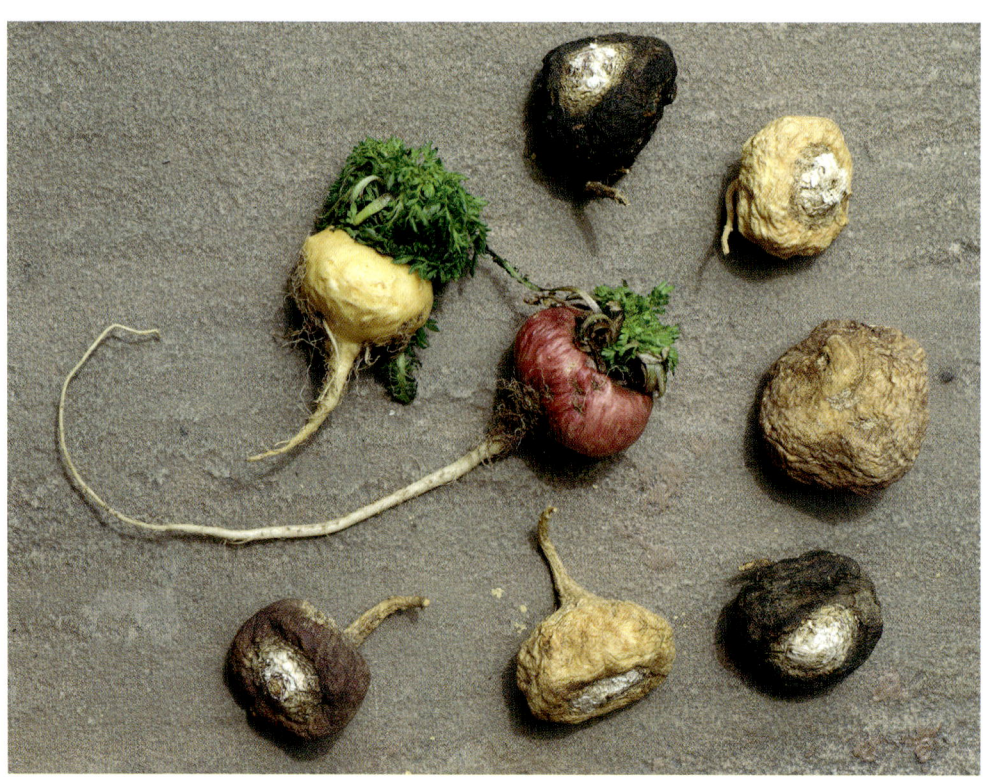

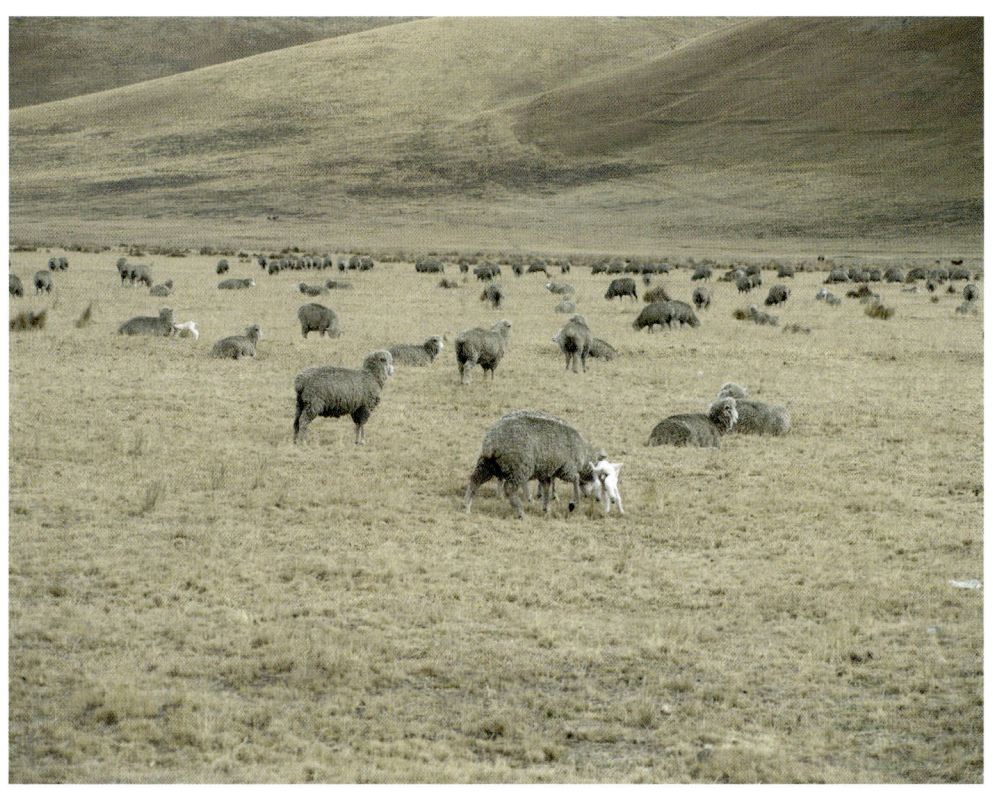

Mühsam ist die Kultivierung von Maca. Ausgesät wird meist auf leeren Weideflächen, da jene Felder, auf denen in den vergangenen Jahren Maca angepflanzt worden war, eine Ruhephase von bis zu zehn Jahren brauchen. Der Grund liegt darin, dass Maca dem Boden Stickstoff und andere Nährstoffe entnimmt und dieser unter den unwirtlichen Höhenbedingungen lange braucht, um sich zu regenerieren. Es sind also kleine, oft mit Steinmauern eingefriedete Felder, auf denen der Samen ausgebracht wird. Dabei wird ein Kilo Samen mit etwa 15 Kilo Erde vermischt, wenn man eine enge Bepflanzung haben will. 1 : 25 ist das Verhältnis für eine weniger hohe Pflanzenanzahl. Zuvor ist der Boden schon mit Schafsmist gedüngt worden, der mit kleinen Gräben durchfurcht worden ist. Sie sollen Regenwasser ableiten, denn: Maca verträgt keine Staunässe.

Es sind dann Schafe, die nach dem Verstreuen der Mischung aus Samen und Erde gefragt sind. Sie werden auf das Feld getrieben, um die Samen ins Erdreich zu treten. Sonst würden die Samen von den kräftigen Winden weggeweht werden.

Oft werden die Pflanzen nach zwei Monaten ausgedünnt – ein Arbeitsprozess von Hand, bei dem man auch das aufkeimende Unkraut entfernt. Bis zu 400.000 Pflanzen können pro Hektar gezogen werden. Das ist ein theoretischer Wert, da keine Familie über die finanziellen und arbeitsmäßigen Ressourcen verfügt, um eine solch große Fläche zu bewirtschaften. Da die Arbeit mit Maca aber extrem anstrengend ist und auch die Voraussetzungen des Bodens gegeben sein müssen. Eine mühselige Kleinarbeit ist auch die Gewinnung von Samen. Eine Pflanze produziert etwa 14 Gramm Samen, von denen jeder nur bis zu zwei Millimeter groß und von leicht bräunlicher bis intensiv-brauner Farbe ist.

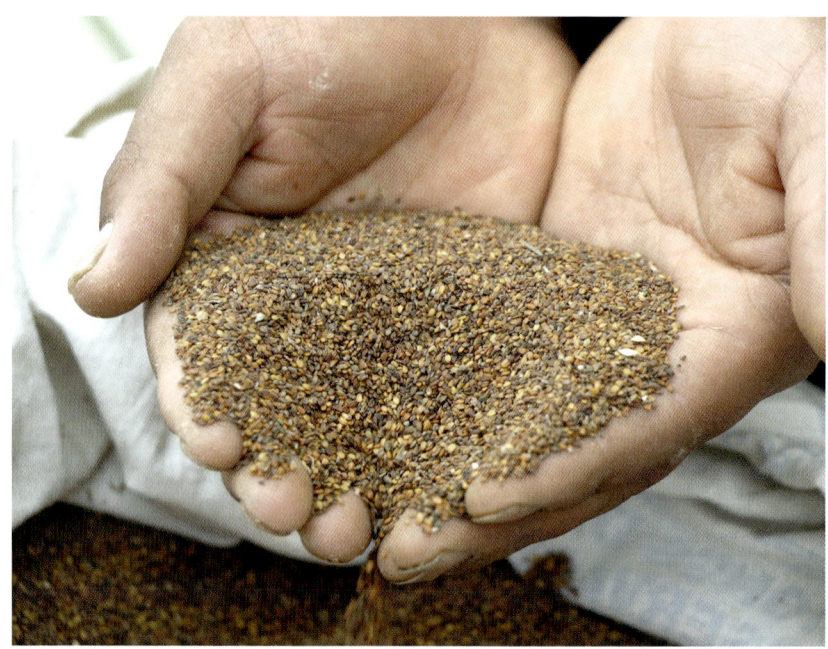

# Kapitel 8

## Das Extrakt aus der Knolle:
# Maca gelatinizada

Was ähnlich klingt, wird auch inhaltlich nahe zueinander gerückt. Diese Methode ist beinahe immer legitim, nicht aber bei Maca. Denn „Maca gelatinizada" hat nichts mit tierischem Eiweiß oder daraus gefertigten Kapseln zu tun, sondern ist die aus dem Spanischen stammende Bezeichnung für einen ganz bestimmten Verarbeitungsprozess von Maca. Und zwar ist dieser Prozess jenen Vorgängen sehr ähnlich, mit denen Gelatine gereinigt wird – daher eben die Bezeichnung.

In dem Prozess wird mittels Wärme und unter hohem Druck jene Stärke abgebaut, die immerhin ein Drittel der Substanz der Pflanze ausmacht und die vom menschlichen Organismus nicht so leicht aufgebrochen werden kann. Zurück bleiben die natürlichen Bestandteile und die Nährstoffe. Fazit: Es wird die Verdaulichkeit erleichtert sowie die Bioverfügbarkeit der aktiven Bestandteile deutlich erhöht, weil auch die Macaine und Macatide frei von Bindungen an Stärke sind.

Die Methode verlangt spezielle Sorgfalt sowohl beim Kochen als auch beim Trocknen der Knollen. Beide Vorgänge laufen nach streng kontrollierten Parametern ab. Das Ziel ist es, die langen Ketten der Stärkemoleküle aufzubrechen, ohne aber die wichtigen Grundstoffe der Pflanze zu verändern. Nach der Bearbeitung muss garantiert sein, dass das Maca gelatinizada ähnliche Bestandteile aufweist wie das Maca-Mehl, das aus den Knollen direkt gewonnen wurde.

Neben der besseren Verdaulichkeit weist Maca gelatinizada noch einige weitere Vorteile gegenüber dem traditionell hergestellten Pulver auf:

- ■ Maca gelatinizada ist feiner als Mehl, weswegen mehr davon in eine Kapsel gefüllt werden kann.
- ■ Pro Kapsel hat man eine höhere Konzentration an wichtigen Inhaltsstoffen. Deswegen ist auch die Anwendung effektiver.
- ■ Durch einen sorgsamen Koch- und Trocknungsprozess ist auch garantiert, dass die letzten Reste einer Kontaminierung mit Mikroorganismen entfernt wurden.
- ■ Durch den Koch- und Trocknungsprozess ist Maca gelatinizada frei von Blausäure, die in geringen Mengen in den frischen Knollen nachgewiesen werden kann.
- ■ Im Gegensatz zum normalen Maca-Mehl löst es sich im Wasser sofort auf.

# Ein langer Weg
# bis zum gesunden Produkt

Die Peruaner haben Maca auf regional sehr unterschiedliche Weise haltbar gemacht. Diese Methoden weichen aber extrem stark voneinander ab. So sagen etliche Einheimische, dass man zum Kochen von einem viertel Kilo Maca sechs Liter Wasser nehmen solle, was einem Verhältnis von 1 : 24 entspricht. Andere Quellen wiederum geben an, dass man für ein halbes Kilo auch mit drei Litern das Auslangen findet. So unterschiedlich die Angaben der Einheimischen sind, so wenig genormt sind die Methoden der pharmazeutischen Industrie, die Maca verarbeitet. Dies könnte sich aber in absehbarer Zeit ändern, denn die Regierung in Lima ist sehr daran interessiert, standardisierte Qualitätskriterien auszuarbeiten.

Immer gleich ist allerdings die Abfolge der grundlegenden Schritte von der Ernte bis zur Auslieferung des fertigen Maca-Produkts.

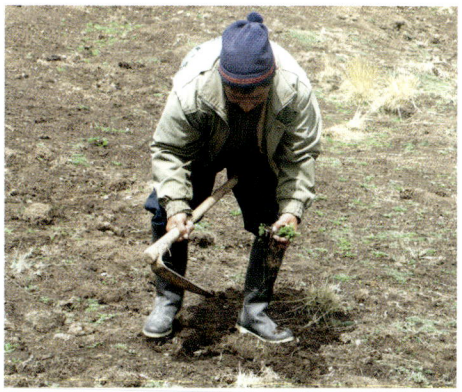

## ERNTE

Wie bereits beschrieben, gibt es unterschiedliche Anbaugebiete, von denen jenes um Junin das bekannteste ist, weil dort auch die höchste Qualität gezüchtet wird. In Junin werden auf etwa 4000 Metern Höhe in der kargen Zone der Puna Pflanzen von der Gattung Lepidium peruvianum Chacòn kultiviert. Diese haben den Vorteil, dass sie seit über 40 Jahren wissenschaftlich untersucht und erforscht werden und dass sie von offiziellen staatlichen Kontrollstellen mit dem Bio-Zertifikat versehen sind.

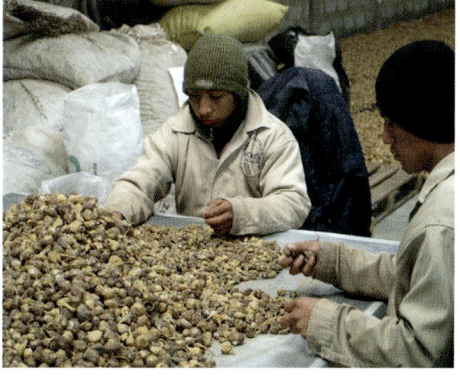

## AUSWAHL

Nicht jede Frucht ist zur Weiterverarbeitung geeignet. Die Auswahl wird von den Bauern vorgenommen, die über eine reiche Erfahrung verfügen. Die ausgesuchten Knollen müssen

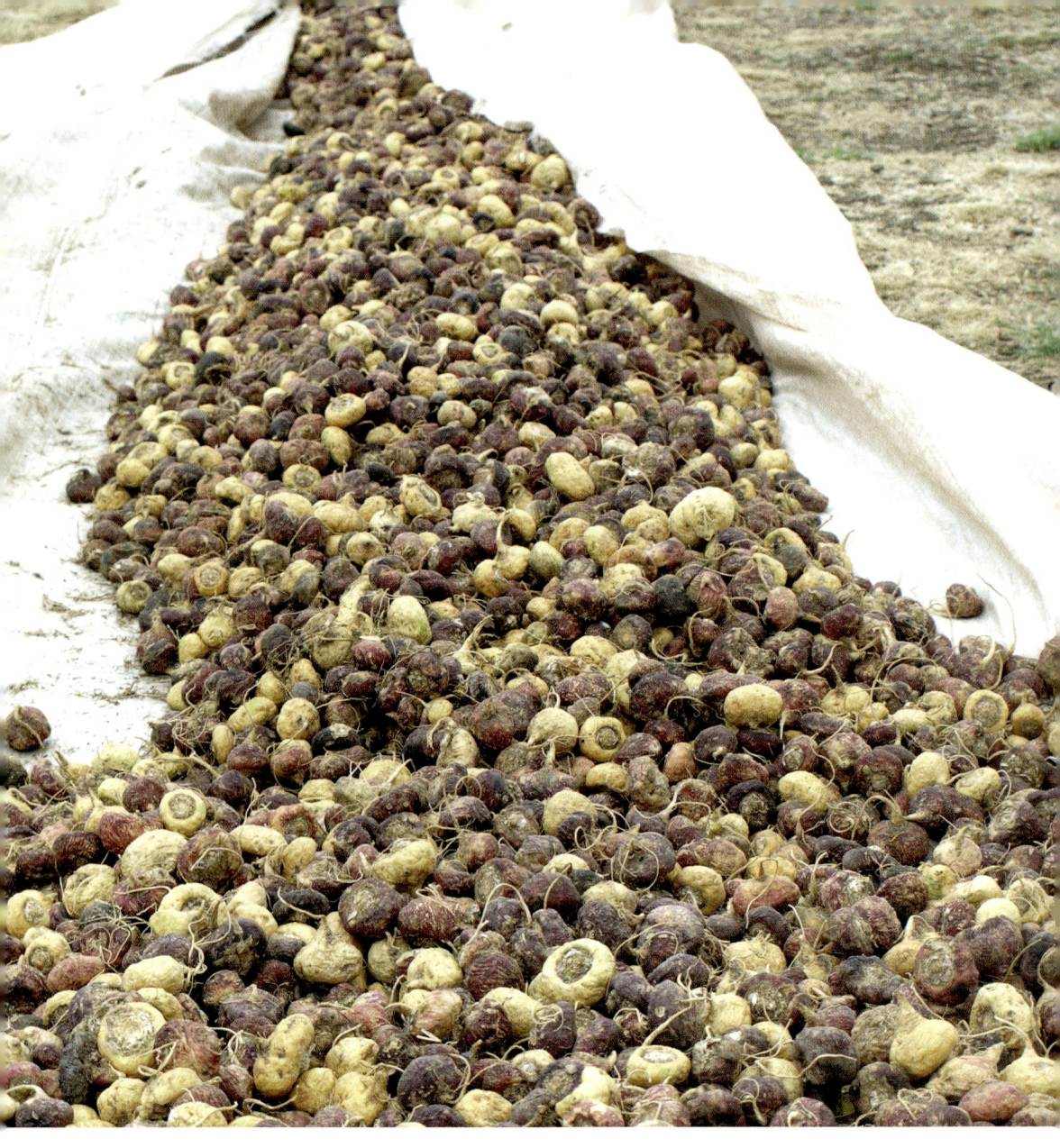

vier bis sechs Tage in der Sonne getrocknet werden. In den kühlen Nächten werden sie abgedeckt, um Regen- und Frostschäden zu vermeiden. Während der Phase der Trocknung wird das Blattwerk noch an der Pflanze belassen, denn das bringt – so glauben die Bauern – „süßere Knollen". Nach dem Trocknen werden die Blätter entfernt und die Knollen auf die Märkte gebracht oder zur Weiterverarbeitung in Scheiben geschnitten und in gut belüfteten Lagerhäusern in Schichten von nicht mehr als zehn Zentimetern Stärke aufgelegt.

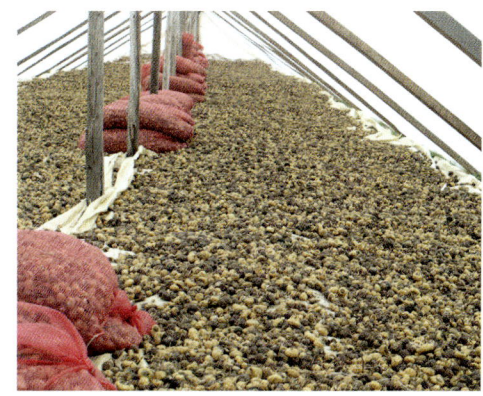

## REINIGUNG

Intensiv werden die selektierten Produkte gewaschen, gilt es doch Rückstände von Staub oder auch Erde zu entfernen. Je nach weiterer Verwendung werden die Scheiben kleiner geschnitten oder geraspelt und dann über Nacht in frisches Wasser eingelegt, um sie aufzuweichen und so die Kochdauer gering zu halten.

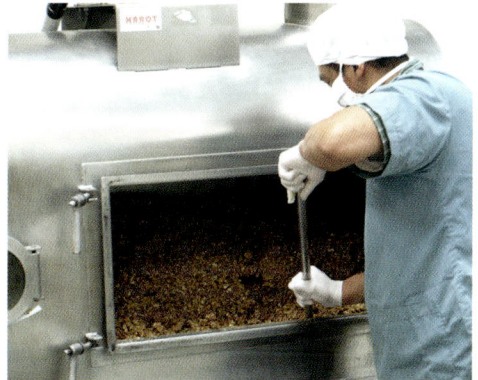
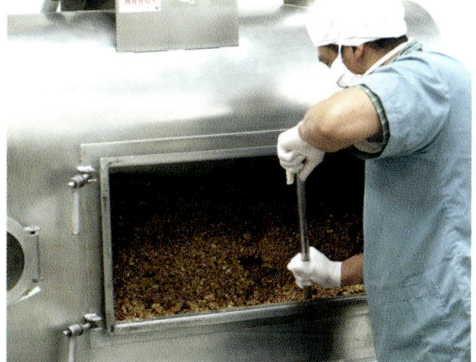

## KOCHEN

In dem Wasser, in dem die Knollen über Nacht gelagert wurden, werden sie dann zwei Stunden lang gekocht. Es gibt bis jetzt aber kaum Studien darüber, welchen Effekt die Kochzeit und die Wassermenge auf die biologischen Aktivitäten von Maca ausüben. Sicher ist nur, dass der gelbe Farbstoff Quercetin sehr temperaturempfindlich ist. Gleichfalls reagieren Glucosinolate, das sind schwefelhaltige Moleküle, die im Sekundärstoffwechsel der

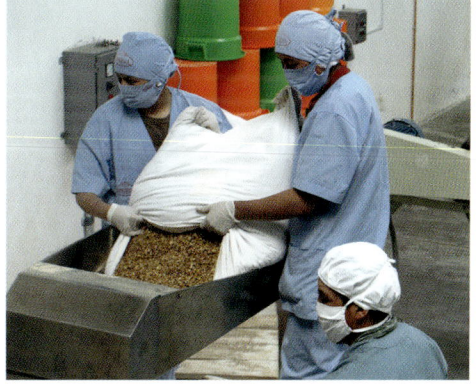

Pflanze aus Aminosäuren gebildet werden, empfindlich auf Hitze. Die gewonnenen flüssigen Extrakte werden durch Gefriertrocknung erhalten. Dafür werden sie bei – 20° C für zwei Tage eingefroren und kommen dann bei -70° C für weitere zwei Tage in eine Gefriertrocknungsanlage.

## GELATINISATION

Das ist ein Prozess, in dem mittels Wärme und unter hohem Druck jene Stärke abgebaut wird, die immerhin ein Drittel der Substanz der Pflanze ausmacht. Diese Stärke kann vom menschlichen Organismus nicht so leicht aufgebrochen werden. Zurück bleiben die natürlichen Bestandteile und die Nährstoffe. Fazit: Es wird die Verdaubarkeit erleichtert sowie die Bioverfügbarkeit der aktiven Bestandteile deutlich erhöht.

## VERPACKUNG

Das veredelte Produkt wird in einer sterilen Umgebung in Säcken verpackt, die eine ausgezeichnete Konservierung sicherstellen.

## Export

Export von Maca nach den wichtigsten Abnehmerländern:

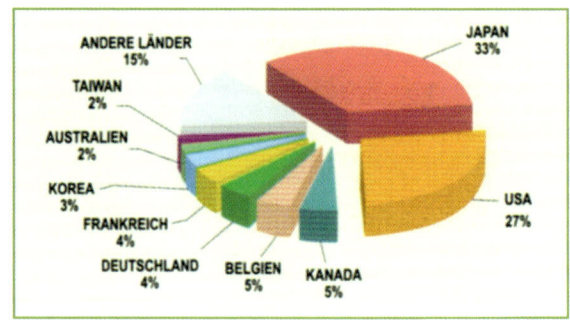

Export von Maca und daraus hergestellte Produkte:

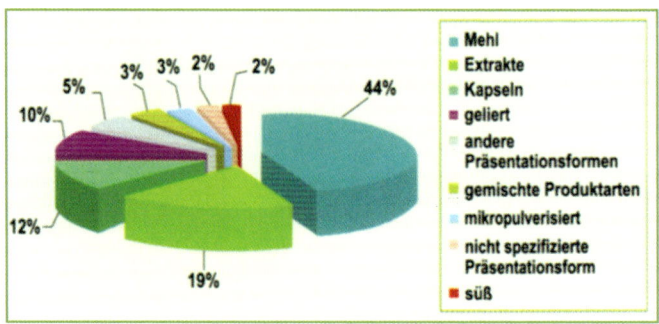

# Weiterführende Literatur/Studien

**Chem. Pharm. Bull. 50 (7) 988 – 991 (2002), Vol. 50, No. 7**
Chemical Profiling and Standardization of Lepidium meyenii (Maca) by Reversed Phase
High Performance Liquid Chromatography
Markus Ganzera, Jianping Zhao, Ilias Muhammad:
National Center for Natural Products Research, Research Institute of Pharmaceutical
Sciences,
The University of Mississippi; University, MS 38677 U. S. A.
Ikhlas Ahmad Kha: Department of Pharmacognosy, School of Pharmacy, The University of
Mississippi;
University, MS 38577, U. S. A.

**Journal of Endocrinology (2003) 176, 163-168, © 2003 Society for Endocrinology**
Effect of Lepidium meyenii (Maca), a root with aphrodisiac and fertility-enhancing
properties, on serum reproductive hormone levels in adult healthy men
G. F. Gonzales, A. Córdova, K. Vega, A. Chung, A. Villena and C. Góñez:
Instituto de Investigaciones de la Altura and Department of Biological and Physiological
Sciences (Faculty of Sciences and Philosophy), Universidad Peruana Cayetano Heredia, PO
1843, Lima, Peru

**Andrologia 34, 367-372 (2002)**
Effect of Lepidium meyenii (MACA) on sexual desire and its absent relationship with serum
testosterone levels in adult healthy men
G. F. Gonzales, A. Córdova, K. Vega, A. Chung; A. Villena, C. Góñez and S. Castillo:
Instituto de Investigaciones de la Altura and Department of Biological and Physiological
Sciences (Faculty of Sciences and Philosophy), Universidad Peruana Cayetano Heredia, Lima,
Peru

**Journal of Endocrinology (2004) 180, 87 – 95, © 2004 Society for Endocrinology**
Effect of Lepidium meyenii (Maca) on spermatogenesis in male rats acutely exposed to
high altitude (4340 m)
G. F. Gonzales, M. Gasco, A. Córdova, A. Chung, J. Rubio and L. Villegas:
Instituto de Investigaciones de la Altura and Departamento de Ciencias Biológicas y
Fisiológicas
Facultad de Ciencas y Filosofia, Universidad Peruana Cayetano Heredia, PO Box 1843, Lima,
Peru

**Andrologia 34, 177-179 (200)**
Hexanic Maca extract improves rat sexual performance more effectively than methanolic
and chloroformic Maca extracts
A. F. G. Cicero and E. Sala: Biomedical Sciences Department, Pharmacology Section,
University of Modena and Reggio nell'Emilia, Italy,
S. Piacente, A. Plaza, R. Arletti and C. Pizza: Pharmaceutical Science Department,
University of Salerno, Italy

**Lessons from the field, Alternative therapies, Mar/ Apr. 2002, Vol. 8, No. 2**
Maca: From traditional food crop to energy and libido stimulant
Michael J. Balick, PhD and Roberta Lee, MD
Michael J. Balick is vice president for research and training and director of the Institute of

Economic Botany at The New York Botanical Garden in Bronx, NY.
Roberta Lee is medical director and codirector of the Integrative Medical Fellowship at The Continuum Center for Health and Healing at Beth Israel Medical Center in New York City.

**The journal of alternative and complementary medicine, © Mary Ann Liebert, Inc.**
**Volume 10, Number 3, 2004, pp., 426-430**
Maca Culture of the Junín Plateau
Josef Brinckmann: Traditional Medicinals, Inc., Sebastopol. CA,
Ed Smith: Herb Pharm. Inc., Williams, OR


**Journal of Agricultural and Food Chemistry 2005, 53, 690 – 693**
New Alkamides from Maca (Lepidium meyenii)
Jianing Zhao, Ilias Muhammad, D. Chuck Dunbar, Jamal Mustafa and Ikhlas A. Khan:
Department of Pharmacognosy and National Center for Natural Products Research,
Research Institute of Pharmaceutical Sciences,
The University of Mississippi, University, Mississippi 38677


**Biomed. Papers 147 (2), 119 – 130 (2003), K. Valentová, J. Urichová**
Smallanthus sonchifolius and Lepidium meyenii prospective Andean crops for the prevention of chronic diseases
Katerina Valentová, Jitka Ulrichová: Institute of Medical Chemistry and Biochemistry, Faculty of Medicine, Palack University, Hnevotinská 3, 775 15 Olomouc, Czech Republic


**Review Article Toxicol Rev. 2005; 24 (1): 11-35**
**2005 Adis Data information BV. All rights reserved.**
Toxicological Aspects of the South American Herbs Cat's Claw (Uncaria tomentosa) and Maca (Lepidium meyenii)
Luis G. Valerio Jr.: Division of Biotechnology and GRAS Notice Review, Office of Food Additive Safety,
Center for Food Safety and Applied Nutrition, U.S. Food and Drug Administration, College Park, Maryland, USA
Gustavo F. Gonzales: Department of Biological and Physiological Sciences, Faculty of Sciences and
Philosophy, Universidad Peruana Cayetano Heredia, Instituto de Investigaciones de la Altura, Lima, Peru
Copyright © 2000 by Andean Medicine Centre Ltd.


**M A C A**
Lepidium meyenii Walp, Lepidium peruvianum Chacon sp., Solanaceae
Bogdan Falkiewicz and Jerzy Ukasiak


**6th Oxford International Conference on the Science of Botanicals (ICSB).**
"Critical Approaches to Pre-clinical Evaluation of Botanicals" Sponsored by CFSAN/ FDA, Shanghai Institute of Materia Medica/ CAS, China and The Council of Scientific and Industrial Research (CSIR - India).


**Biological Effects and Safety of Lepidium meyenii, Maca (variety red), a Plant from the Highlands of Peru**
León F. Villegas: Department of Pharmaceutical Sciences
Manuel Gasco: Department of Biological and Physiological Sciences
Julio Hidalgo: Unit of Quality Control Service. Faculty of Sciences and Philosophy.
Gustavo F. Gonzales: Instituto de Investigaciones de la Altura. Universidad Peruana

Cayetano
Heredia, Lima, Peru
Jian Xue, Shi-lin Chen: Institute of Medicinal Plant Development. Chinese Academy of Medical Sciences and Peking Union Medical College. Beijing, 100094, P. R. China.

**BMC Complementary and Alternative Medicine 2007, 7: 34**
**Recieved: 8 June 2007; accepted: 31 October 2007**
Comparison of glucosamine sulfate and a polyherbal supplement for the relief of osteoarthritis of the knee: a randomized controlled trial
Komal Mehta, Nivedita Deo: Vedic Lifesciences Pvt. Ltd., Mumbai , India
Jayesh Gala: Om Kamal Bldg., Mumbai, India
Surenda Bhasale: Diamond Hospital, Mumbai, India
Sattayasheel Naik: Naik Hospital, Pune, India
Millind Modak: Yogesh Hospital, Pune, India
Harshad Thakur: Dept. of Health Services Studies, Tata Institute of Social Sciences, Mumbai, India
Mark JS Miller:  Albany Medical College, Albany, USA

**Science Direct   Phytomedicine 14 (2007) 460-464**
Dose-response effect of Red Maca (Lepidium meyenii) on benign prostatic hyperplasia induced by testosterone enanthate
M. Gasco:  Department of Biological and Physiological Sciences, Universidad Peruana Cayetano Heredia, Lima, Peru
L. Villegas:  Department of Pharmaceutical Sciences, Universidad Peruana Cayetano Heredia, Lima, Peru
S. Yucra, J. Rubio, G. F. Gonzales:  Instituto de Investigaciones de la Altura, Universidad Peruana
Cayetano Heredia, Lima, Peru

**Reproductive Biology and Endocrinology 2005, 3: 5**
**Received: 25 October 2004; accepted: 20 January 2005**
Red maca (Lepidium meyenii) reduced prostate size in rats
Gustavo F. Gonzales, Sara Miranda, Jessica Nieto, Sandra Yucra:  Department of Biological and Physiological Sciences, Faculty of Sciences and Philosophy, Universidad Peruana Cayetano Heredia, Lima
Gilma Fernández:  Department of Chemistry, Faculty of Sciences and Philosophy, Universidad Peruana
Cayetano Heredia, Lima, Peru
Pedro Yi:  Faculty of Veterinary Medicine and Animal Sciences, Universidad Peruana Cayetano Heretia,  Lima, Peru
Julio Rubio, Manuel Gasco:  Instituto de Investigaciones de la Altura, Universidad Peruana Cayetano, Heredia, Lima, Peru

**Journal of Ethno-Pharmacology 98 (2005)   143-147**
**Received 30 November 2004,  received in revised form 7 December 2004, accepted 13 January 2005**
Dose-response effect of Lepidium meyenii (Maca) aqueous extract on testicular function and weight of different organs in adult rats
Francisco Chung, Julio Rubio, Carla Gonzales, Manuel Gasco, Gustavo F. Gonzales:
Department of Biological and Physiological Sciences and Instituto de Investigaciones de la Altura, Universidad Peruana
Cayetano Heredia, Postal Office 1843, Lima, Peru

**Journal of Ethno-Pharmacology 103 (2006) 448-454**
Received 6 July 2005; received in revised form 16 August 2005; accepted 18 August 2005
Effect of short-term and long-term treatments with three ecotypes of Lepidium meyenii (Maca) on spermatotenesis in rats
Carla Gonzales, Julio Rubio, Manuel Gasco, Jessica Nieto, Sandra Yucra and
Gustavo F. Gonzales: Department of Biological and Physiological Sciences, Faculty of Sciences and Philosophy, Instituto de Investigaciones de la Altura, Universidad Peruana Cayetano Heredia, P. O. Box 1843, Lima, Peru

**BMC Complementary and Alternative Medicine 2006, 6: 23**
Received: 30 March 2006, accepted: 23 June 2006, published: 23 June 2006
Effect of three different cultivars of Lepidium meyenii (Maca) on learning and depression in ovariectomized mice
Julio Rubio, Maria Caldas, Sonia Dávila , Manuel Gasco and Gustavo F. Gonzales:
Department of Biological and Physiological Sciences, Faculty of Sciences and Philosophy and Instituto de Investigaciones de la Altura, Universidad Peruana Cayetano Heredia P. O. Box 1843, Lima Peru

**Reproductive Biology and Endocrinology 2005, 3: 16**
Received: 04 November 2004, accepted: 03 May 2005, published: 03 May 2005
Lepidium meyenii (Maca) increases litter size in normal adult female mice
Gustavo F. Gonzales: Instituto de Investigaciones de la Altura, Universidad Peruana Cayetano
Heredia, Lima Peru
Ana C Ruiz-Luna, Stephanie Salazar, Norma J. Aspajo, Julio Rubio, Manuel Gasco:
Department of Biological and Physiological Sciences, Faculty of Sciences and Philosophy, Universidad Peruana
Cayetano, Heredia, Lima, Peru

**Food and Chemical Toxicology 46 (2008) 1006-1013**
Received 31 January 2007; accepted 25 October 2007
Maca (Lepidium meyenii) and Yacon (Smallanthus sonchifolius) in combination with silymarin as food supplements: In vivo safety assessment
Katerina Valentová, Josef Bartek, Svatava Dvorácková, Jitka Ulrichová, Vilím Simánek:
Department of Medical Chemistry and Biochemistry, Palack University, Hnevotinská 3, 775 15 Olomouc, Czech Republic
David Stejskal: Department of Laboratory Medicine, Sternberk Hospital Jivavská 20, 785 01 Sternberk, Czech Republic
Vladimír Kren: Institute of Microbiology, Center of Biocatalysis and Biotransformation, Academy of Sciences of the Czech Republic, Videnská 1083,, 142 20 Prague 4, Czech Republic

**J. Vet Med. Sci. 65( 10): 1145-1146, 2003**
Received 19 August 2002; accepted 4 July 2003
Effects of Lepidium meyenii Walp and Jatropha macrantha on Blood Levels of Estradiol-17, Progesterone, Testosterone and the Rate of Embryo Implantation in Mice
Yeunhwa Gu and Sekihito Tsukada: Graduate School of Medical Imaging, Suzuka University of Medical Science, 1001-1 Kishioka-cho, Suzuka-shi, Mie 510-0293
Masami Oshima: Kameyama Veterinary Clinic, 131-1 Tamura-cho, Kameyama-shi Mie 519-0213, Japan

**Phytochemistry 59 (2002) 105-110**
**Received 8 May 2001; received in revised form 23 August 2001**
Constituents of Lepidium meyenii "maca"
Ilias Muhammad, Jianping Zhao, D. Chuck Dunbar:  National Center for Natural Products
Research Institute  of Pharmaceutical Sciences, School of Pharmacy, University of
Mississippi, University, MS 38677, USA
Ikhlas A. Khan:  Department of Pharmacognosy, Research Institute of Pharmaceutical
Sciences, School of Pharmacy, University of Mississippi, University, MS 38677, USA

**Food and Chemical Toxicology 45 ( 2007) 1882-1890**
**Received 12August 2006, accepted 10 April 2007**
Aqueous and hydroalcoholic extracts of Black Maca (Lepidium meyenii) improve
scopolamine-induced
memory impairment in mice
Julio Rubio, Gustavo F. Gonzales:  Department of Biological and Physiological Sciences,
Faculty of Sciences and Philosophy and Instituto de Investigaciones de la Altura,
Universidad Peruana Cayetano
Heredia, P. O. Box 1843, Lima, Peru
Haixia Dang, Mengjuan Gong, Xinmin Liu, Shi-lin Chen:  Research Center of Pharmacology
and Toxicology, Institute of Medicinal Plant Development, Chinese Academy of Medical
Sciences and Pekin
Union Medical College, Beijing 100094, China

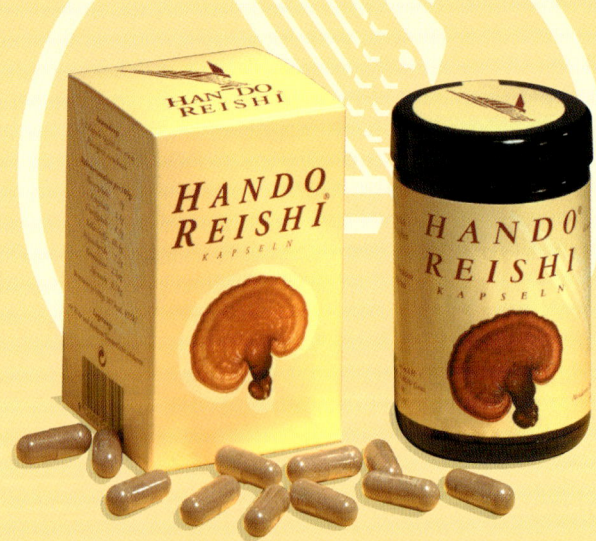
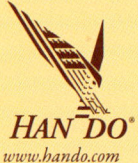

# Autoren

### Dr. med. Hartmut Baltin

Facharzt für Allgemeinmedizin, betreibt seit über 30 Jahren eine naturheilkundlich ausgerichtete Privatpraxis mit dem Schwerpunkt komplementäre Krebsmedizin und spezielle Schmerztherapie in Aschau im Chiemgau. Er fühlt sich dem Grundsatz einer möglichst schadfreien Behandlung von Kranken verpflichtet, indem er Therapieerfahrungen jahrtausendealter Medizinkulturen in Kombination mit moderner Schulmedizin schwerpunktmäßig in sein Behandlungskonzept integriert. Er nutzt dabei den Reichtum pflanzlicher und mineralischer Schätze.

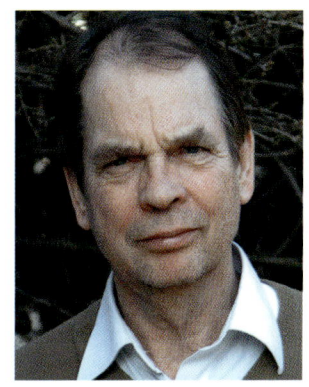

### Karl-Heinz Dolinschek

geboren 1961 in Wies, Studium der Medizin in Graz, Ausbildung in Traditioneller Chinesischer Medizin in Taiwan, jahrelange Tätigkeit als Heilmasseur, intensive Beschäftigung mit Heilpflanzen, zahlreiche Studienreisen in den ostasiatischen und südamerikanischen Raum. Buchautor („Heilen mit dem Reishi-Pilz", 2000, und „Die heilenden Kräfte des Nopal-Kaktus", 2002). Unternehmer, der alternative Heilmittel im deutschsprachigen Raum bekannt gemacht hat.

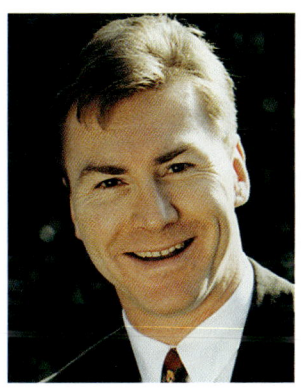

# ORIGINAL
# HANDO-NOPAL®

*Erhältlich in Ihrer Apotheke*

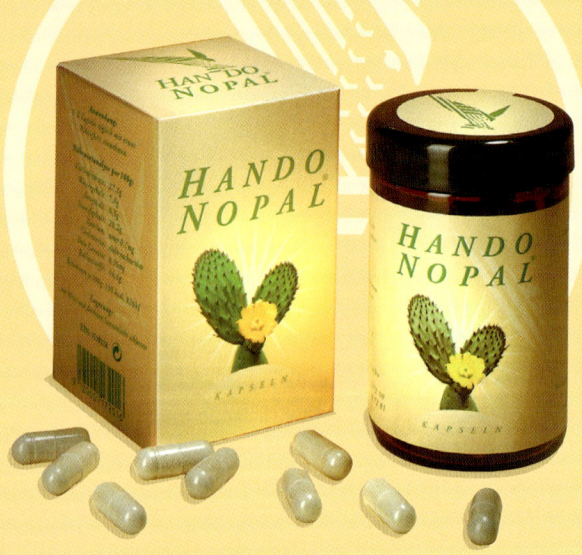

- *fördert die Fettverdauung*
- *für eine cholesterinbewusste Ernährung*
- *fördert ein vitales Wohlbefinden*

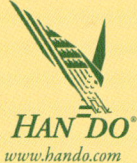
*kein Gewöhnungseffekt – keine Nebenwirkungen*